かや書房ワイド新書

高齢になっても脳を健康に保つ特効薬

精神科医
和田秀樹

かや書房

前書き

黒澤明監督の『羅生門』（1950年）『七人の侍』（1954年）などの脚本を書かれた橋本忍さんは2018年に100歳で亡くなりました。

免疫力が弱っていたため、近親者以外は会うことを禁止されていたそうですが、創作意欲は少しも衰えず、長編の小説を書かれていたと聞きました。

仕事は世界で評価され、最期まで頭はクリアーで、本当に素晴らしい人生でした。

本書は担当編集者がわたしに質問をしてきたことから始まりました。

彼の周りには50歳前後、あるいは60歳を過ぎてから文筆業で花開き始めた人たちが続々と現れているのです。

しかし、わたしの本を読むと、「40代から脳の前頭葉の部分が萎縮し始める人が多い」と書かれています。

彼はわたしに尋ねました。

「40代から脳が萎縮する人と、60代になっても脳が働き、活躍できる人と、どこが違うんですか？」

それに対する回答が本書です。

評価はさまざまですが、政治家には年をとっても頭が働く人が大勢います。

昨年大往生を遂げられた中曽根康弘元総理大臣は、１０１歳になっても週2回は事務所に来て、お仕事をされていたといいます。

最近、中曽根さんよりもはるかに若いのに、少しのことで店員を怒鳴りつけたりする暴走老人も話題になっています。

彼らと中曽根さんとはどこがちがうのでしょうか？

それは脳の鍛え方なのです。脳はどう使うかによって、非常に個人差が激しい臓器なのです。

特に本書で取り上げている前頭葉は、人間の理性や意欲、クリエイティブな力、あるいは記憶を思い出す能力（想起力）を司っています。前頭葉は40代で老けきっている人もいれば、60代、70代でもまだまだ若い人もいっぱいいます。

脳は誰でも年をとれば萎縮します。実際、１００歳になって活躍を続けている人も脳の写真を撮ればかなり萎縮しています。

しかし萎縮をしていない場合でも実際には10％ほどしか使っていないのです。

ですから、トレーニングをしていれば、ほかの部分が働き、若い人以上に動くのです。

しかも、50代ともなれば、若いときよりも人生経験は豊かで、人脈もあり、多くの場合、金銭力も比較になりません。

みなさんも、できれば死ぬまで頭が衰えずに、みんなと仲良く過ごせる人生を送りたいと考えていらっしゃると思います。

そのためにはどんな本を読めばいいのか？

どんな読み方をすればいいのか？

何をするのが脳の若さを保つのに最適なのか？

本書ではそんな内容をさまざまな例を用いて説明をしました。

死ぬときに「満足のいく人生だった」「生まれてきてよかった」と思える人生を送るた

めのヒントをいっぱい散りばめました。

すぐに読め、人生が前向きになる本にしました。

人生100年時代です。

60歳から始めたことは20年、30年と続け、花開かせることもできます。

本書でもたびたび登場していただく映画監督の新藤兼人さんは99歳で最後の映画『一枚のハガキ』（2011年）を監督され、100歳で亡くなりました。

新藤さんは60歳から哲学者・カントの本を熱心に読み始め、95歳のときに「わたしも、カントが少しわかってきたよ」と若い人に話されたそうです。

60歳はまだまだこれからの年齢なのです。

本書は50代、60代からさらに頑張って生きていこうと考えているあなたへの、そして私自身への応援歌です。

本書があなたの人生をよりよくできることに少しでも貢献できれば、私にとってこんなに嬉しいことはありません。

和田秀樹

高齢になっても
脳を健康に保つ特効薬

目次

前書き 003

第1章 50歳で脳が開花する人と退化する人

50歳を過ぎて才能が開花する人がたくさんいます。 016
私も47歳になり映画監督になる夢を叶えました。 018
50代で脳が開花する人としない人の差はどこにあるのでしょうか。 020
脳が開花した人にはこんな理由があったのです。 023
年をとればすべての人の脳は萎縮します。しかし……。 025
レーガンもサッチャーも在任中からアルツハイマー病でした。 027
脳はトレーニングをすればいつまでも働きます。 030

脳を鍛えるほど効果的な健康法はありません。 033
頭を使っていると長生きができます。 035
脳さえよく働けば、年をとってからのほうが成功しやすいのです。 038
頭がいいかどうかは神経細胞のネットワークの数で決まります。 039
なぜ、年をとると物忘れがひどくなるのでしょうか。 041
大人になって記憶力が衰えるのは復習をしないからです。 043
「理解」と「注意」が記憶力を大きく左右します。 045
記憶力に自信を失っていると余計に覚えられません。 049

第2章 脳は足腰よりも先に退化する

こんな人たちは前頭葉が萎縮しています。 052
人間を人間らしくしているのが前頭葉です。 054
ロボトミー手術によって前頭葉の働きがわかりました。 055

前頭葉の機能が低下すると感情のコントロールが悪くなります。 058
40歳を過ぎると「認知的成熟度」も落ちてきます。 060
前頭葉の機能が低下すると寿命が縮まります。 061
40歳を過ぎると男性ホルモンも減ってきます。 063
ちゃんと鍛えれば脳は死ぬまで活動します。 065
人生の最後を素晴らしく終えるためには脳を鍛えることが大切です。 067

第3章 脳を鍛えるために最も有効なのは文章を書くこと

脳を活性化させるために肉を食べましょう。 072
睡眠と運動、太陽の光が脳の老化を防ぎます。 074
脳トレ、パズルでは前頭葉は鍛えられません。 076
読書も難解な数学の問題を解くことも前頭葉は刺激しません。 077
脳のトレーニングに最適なのがアウトプットです。 079

反論に耳を傾け「メタ認知」を働かせましょう。 082
話すことよりも文章を書くことのほうが脳に効果的です。 085
文章がうまくなるとお金をかけずに人生が変わります。 089
メール時代の今、文章がうまい人がきれいな人です。 091
文章を書けば脳も鍛えられ、人生も前向きになります。 092
どんな文章も〝うまくなろう〟と思って書くことが大切です。 093
会社の企画書も反論を想定して書きましょう。 094
人生の予定を文章にすると前向きに生きられます。 095
前頭葉をトレーニングすると、メンタルも鍛えられます。 096
反論を考えながら書くと厚みのある文章になります。 098
相続税100％について頭の中で議論してみましょう。 100
スキーマに頼ることなく、自分の頭で考えましょう。 103
40歳を過ぎると「二分割思考」をしやすくなります。 104
「禁止」の効用について考えてみましょう。 106

文章を書くためのコツは生きるうえでも役に立ちます。 108
人に褒められるとＮＫ細胞が刺激され、病気になりにくくなります。 109

第4章 文章を書き、うまくなると人生が変わる

文章は60歳から書き始めても20年、30年は書けます。 112
わたしの知り合いの双子のお母さんのブログの話をしましょう。 113
あなたのブログを思いもしない人が読んでいます。 115
「書くこと」はストレス発散にもなり、心の健康にもいい行為です。 118
文章は書けば書くほどうまくなります。 119
どんな経験も蓄積になっています。 121
40代になると知らないうちに文章力も表現力もついています。 122
「アウトプット」をするために「インプット」をするのがお勧めです。 123
文章の目的は「相手にわかってもらう」ことです。 125

ブログはたとえ2、3人の愛読者でも励みになります。 126
本屋は莫大な量のあるカタログ集で、〝今〟がわかる場所です。 128
ネットだけでなく、アナログでも情報を集めましょう。 130
読んだ人が覚えているのは面白かった記事だけです。 131
楽しみながら書けば、幸せ物質・ドーパミンが分泌されます。 135
酷評に発奮をすると脳を鍛えることができます。 137

第5章 脳を鍛える文章を書くためのヒント

大学入試の小論文の型を借りて、さまざまな問題について書きましょう。 142
根拠に詰まったら、そこがこの文章のおもしろいところです。 144
自分の仕事の話は知らない人を惹きつける魅力でいっぱいです。 146
ブログは自分の得意分野で勝負をしましょう。 148
自分に自信が持てないのであれば、「なりたい自分」を書けばいいのです。 150

暴論の本も積極的に読んで頭を柔らかくしましょう。 153
書く場合は必ず章立てを考えてから書きましょう。 156

第6章 脳も体も健康で長生きをするために

世の中には40歳、50歳から人生を大きく切り開いた人はいっぱいいます。 160
土居健郎先生には「人間、死んでからだよ」と言われました。 162
死んだあと思いもよらないところで文章が評価される場合もあります。 164
あなたの書いた文章が知らないところで人を助けていることもあります。 166
書くことを趣味にすれば認知症になりにくいし、なっても進行が遅いのです。 168
人生は年齢に関係なくチャレンジをしていくものです。 170
せっかくの人生ですから、生まれてきて良かったと死にたいと思いませんか。 171

装丁／明日修一

第1章

50歳で脳が開花する人と退化する人

50歳を過ぎて才能が開花する人がたくさんいます。

「先生が書かれている話と違うんですよ！」

担当の編集者がわたしに疑問をぶつけてきました。

「先生の本には、『人間は通常40歳ぐらいから前頭葉の萎縮が始まり、創造性などが衰えてくる』と書いてありますが、わたしの周りでは50歳や60歳で、どんどん創造的な仕事で成功する人が多いんですよ」

彼は言います。

たとえば『風の市兵衛シリーズ』（祥伝社文庫）がベストセラーになった辻堂魁さんは60歳で定年になってから小説を書き始め、あっという間にヒット作を連発するようになり、ＮＨＫでも作品が映像化されたそうです。

彼は長い間純文学の同人誌に参加していましたが、まったく芽がでませんでした。そんな彼がいきなり時代劇を書いてヒットさせ、昔からの友人はみんな、びっくり仰天したそうです。

また、辻堂さんの同僚だった岡野雄一さんは、漫画『ペコロスの母に会いに行く』（西日本新聞社）で大ブレイク！　86歳の森崎東監督が映画化をして第87回キネマ旬報映画賞の第1位を獲得しました。

「わたしの30年来の友人だった本橋信宏さんは、50代の終わりに書いた『全裸監督』（太田出版）がネットフリックスで映像化され人気番組となって、現在パート2も撮影中なんです」

と彼の話は続いていきました。

実はこの編集者の話には落とし穴があります。しかしそれはあとで説明をするとして、彼はますます熱心に話していきました。

「僕の狭い知り合いのなかで、ほかにも中村淳彦君が活躍しています。彼はうちの会社にアルバイトで入って今嘱託をしているんです。彼の『東京貧困女子。‥彼女たちはなぜ躓いたのか』（東洋経済新報社）が〝ヤフー×本屋大賞『２０１９年ノンフィクション本大賞』〟にノミネートされたんです。惜しくも受賞は逃しましたが……」

さらに〝講談社ノンフィクション賞〟には知り合いが3人もノミネート、そのうちのひとりは2年連続と、本当に50歳を過ぎてから大活躍を始めたライターの人たちが目白押しとの話です。

たしかに何百万部も売れた本、『バカの壁』(新潮新書)の著者、養老孟司先生や『女性の品格』(PHP新書)の著者、坂東眞理子先生も「60歳になるとミリオンになるんだね」とおっしゃっています。

彼らは20代、30代から文章を書き始め、その内容が50代、60代くらいになると、説得力を持ってきたのだと思います。

私も47歳になり映画監督になる夢を叶えました。

わたしも50歳をすぎて、また本が売れるようになってきました。

『感情的にならない本』（新講社ワイド新書）は48万部も売れ、久々の大ヒットになりましたし、最近は『自分が高齢になるということ』（新講社ワイド新書）などのように10万部を超える本が年に一冊ぐらい出ます。

47歳になって学生時代からの夢だった映画監督も始めました。『受験のシンデレラ』（2008年）が初監督作品で、第5回モナコ国際映画祭では最優秀作品賞、主演男優賞、主演女優賞、脚本賞の4冠を獲りました。

海外の映画賞をいただいて、表彰台に登るのは本当に気持ちがいいものです。

日本では「金持ちの医者が趣味的に撮ったのだろう」みたいな陰口も言われましたが、海外では「精神科医が撮った映画なのか？」とか「人間洞察が深い映画になっているのではないか？」とか、みんなが興味津々で観てくれました。

専業の映画監督であるよりも、本業が精神科医であるほうが、映画監督として評価されたのです。

「映画『HOUSE　ハウス』（1977年＝大林宣彦監督）は「日本映画でもこんなにユニークな作品ができるんだ！」と若いころのわたしに刺激を与えてくれました。

その脚本を書かれた桂千穂さんにはこの作品を絶賛していただき、「和田さんは医者で、しかも映画監督で、すごい人なんだ」と言っていただきました。

一本目の『受験のシンデレラ』は10年間通信教育で貯めたお金を全部つぎ込んで製作をしましたし、いろいろ苦労もしました。

しかし二本目の『「わたし」の人生《みち》我が命のタンゴ』(2012年)からは信用がついて、ほかからも出資をしていただけるようになり、スタッフやキャスティングも一作目が嘘のようにスムースにいきました。

監督5本目の『東京ワイン会ピープル』(2019年)では、やっとわたしはお金を出さず、念願の〝雇われ監督〟になることができました。

50代で脳が開花する人としない人の差はどこにあるのでしょうか。

たしかに50代、60代になってから花開く人は多いのです。

しかし、わたしはその編集者に言いました。

「成功した人もいっぱいいるかもしれないけど、50代、60代になってうまくいかなくなった人も多いのではないかな」

彼は言いました。

「そのとおりです。成功した人が周りで目立っていますから、強く印象に残って、数多くいるように感じただけかもしれませんね」

さらに続けて、

「小さい出版社にいたり、マイナーな雑誌に連載をしていたとしても、彼らは元編集者であったり、ライターだったりしてそれなりにインテリだったから、成功しやすかったのかもしれませんね」

わたしは、そうじゃない、と彼に反論をしました。

わたしの監督作品の『「わたし」の人生 我が命のタンゴ』は大学教授の橋爪功さんが認知症になり、家族が振り回されていく話です。

大学教授ですから、もちろんインテリです。

この映画の橋爪さんが演じた大学教授の場合、前頭側頭型認知症という特殊な病気ですが、彼には早い時期に認知症にかかる危険性は十分にありました。

逆に、この編集者の知り合いのライターの人たちは年をとってから成功する環境にあったのです。

その違いはどこにあるのかと言えば、まず橋爪さんが演じた大学教授の場合、勉強したり、論文は書いたりはしていたのでしょうが、恐らくは自分と同じ意見の論文や書物を読み、反対の意見が書かれたものなどは見もしなかったのではと考えられます。

仕事も、毎年同じ講義をして、ルーティーンワーク的にこなしていたのではないのではないでしょうか。

なぜでしょうか？

そうしていれば、脳が楽だったからです。

しかし、脳への刺激に必要なのは反対意見にも耳を貸し、そのことによって自分自身を客観視することなのです。

常に新しいことにチャレンジをすることなのです。

その点、この大学教授は、脳に楽ばかりをさせていたのです。

脳が開花した人にはこんな理由があったのです。

この編集者の知人たちはほとんどがノンフィクションを書いた人たちで、あとは小説家です。

たとえば、貧困の取材をしている中村淳彦さんの場合なら、「介護の現場で働く女性のなかに、介護職の給料だけでは生活ができなくて、性風俗で働く人が多いこと」「超難関大学に通う女子大生のかなりの数が、奨学金の返済のために身体を売っていること」「その風俗で稼ぐ賃金も貧困が蔓延する現在、普通のアルバイト程度であること」などのすさまじい現実を取材し、それを記事にしています。

なかには全部の取材が終わる前に自殺をしてしまった女性もいたそうです。

現実は人間の想像を越えます。

彼はその現実を実際に本人たちの話を聞いて調査し、驚き、記事にしました。

その〝驚き〟が恐らくは脳への刺激となっていたのです。

本橋信宏さんもノンフィクションです。

また岡野雄一さんは、お母さんがボケてしまい、それまでのお母さんとは違う人間になっていくことに〝驚き〟、〝面白い〟と思い、それをほのぼのとした漫画にしました。

〝自分が想像していた以上の現実がある〟

彼らはこの事実を知ることにより、今まで自分が〝当たり前〟と信じていた世界を否定し、〝現実〟を自分の頭のなかに取り入れてきました。

このことが脳への刺激に非常にプラスに働いていたのです。

辻堂魁さんは娯楽小説を書いています。

娯楽小説では、主人公だけでなく、対立する悪役の立場にたって、考えや行動を書く必要があります。

〝正義の考え〟と〝悪の思想〟

この両方を考えることが彼の脳を次々と刺激していったのです。

ここまで説明すると、編集者は納得し、つぶやきました。

「みんな年をとればとるほど、これまでになかったような実績をあげ始めています。辻堂魁さんなんか、70歳を越えてから作品がますます充実してきました」

年をとればすべての人の脳は萎縮します。しかし……。

彼は非常にいいポイントを突いています。

たしかに年をとれば脳は萎縮します。

浴風会病院は老人を専門にした総合病院で、年間100例以上の高齢者の解剖を行っています。

わたしはそこに10年ぐらい勤めました。

85歳以上の老人であれば、症状が出ていなくても解剖をしてみるとほぼ全員の脳にアルツハイマー型の変化が起きていることを経験しました。

厚生労働省の報告では、「認知症」に関しては85歳以上の人の40％強が、テストの結果では認知症と診断されるそうです。

70～74歳では認知症有病率は4・1％、80～84歳で21・8％、85歳～89歳で41・4％と倍増、90歳～94歳では61％となり、95歳以上となると実に79・5％となります。(厚労省『都市部における認知症有病率と認知症の生活機能への対応』平成23～24年度)

アルツハイマー病とはガンのようなもので、脳の神経線維に変性が起きて、異常になった神経線維ができ、それがほかの正常な神経線維の働きを邪魔することによって発症します。

しかし、たとえアルツハイマーの細胞が脳のなかの1割だとしても、残りの9割がそうなっていなければ、そこをトレーニングすることによって、若い人以上の働きをさせることができるのです。

レーガンもサッチャーも在任中からアルツハイマー病でした。

浴風会病院に勤務していたとき、有名な国会議員の方が検査に来られました。

その方は70歳を越えていましたが、発言や行動が素晴らしく、若手の議員に非常に慕われていた方で、国民にも人気がありました。

もちろんわたしとの会話もしっかりしたものでした。

しかしCTを撮ってみると、脳の萎縮が大変に激しいのです。

彼なども、実際は脳のかなりの部分が死んではいたのでしょうが、残りの部分を使い、自分の理想のために懸命に頭を使う毎日の激務がトレーニングとなって、脳が若い人以上に稼働していたのだと思います。

実名をあげられる有名人で言えば、レーガン大統領とサッチャー首相がいます。

ふたりとも在任中にアルツハイマー病にかかっていました。

レーガンは77歳で退任した5年後に、同じ病気の人の励ましになればと、自分がアルツハイマー型認知症であることを告白しました。

急性のものもありますが、ほとんどのアルツハイマー病はゆっくり時間をかけて進行します。

ですから恐らくは在任中にも初期、つまり軽い記憶障害のレベルとはいえ、アルツハイマー病に罹患をしていたのだと思われます。

しかし、大統領としての激務が彼の脳への刺激となり、周りの手助けもあったのでしょうが、見事に8年の任期を務めあげました。

77歳という大統領としては史上最高齢でホワイトハウスをあとにしたときには、多くのメディアから「これなら3期目もいけたかもしれない」という最高の賛辞が贈られました。

彼は自分がアルツハイマー病だと認めていました。

そのため大統領を引退後も、自宅にホワイトハウスの執務室を再現し、そこで新聞を読むなどの執務を毎日数時間行っていました。

努力によって症状の進行を食い止め、2004年6月5日に、93歳と120日という当時の歴代アメリカ大統領としては最長寿の年齢で大往生を遂げました。

〝鉄の女〟とも呼ばれたイギリスのサッチャー首相も、在任中からアルツハイマー病にかかっていたと考えられます。

彼女の場合も、首相としての仕事が病気の進行を食い止めました。しかし、引退してからは病状が重くなり、夫が死亡していることも忘れるほどに記憶力が減退していたそうです。

このふたりの例を比べてみるとよくわかりますが、たとえアルツハイマー病にかかっていたとしてもちゃんとトレーニングをしていれば、素晴らしい能力を発揮することができ、レーガンのケースのように、鍛え続けていればその状態を長く保つことができるのです。

逆に言えば、サッチャーのように激務をしなくなり、トレーニングもしなくなると、あっという間に症状が進んでしまうのです。

脳はトレーニングをすればいつまでも働きます。

日本の例で言えば、日清食品の創業者である安藤百福さんがチキンラーメンを発明したのが48歳のときでした。

その後70歳、80歳になっても発明を続け、95歳のときにはＪＡＸＡと共同で、宇宙食の開発を行いました。

安藤さんはチキンラーメンを海外に持っていった際に、日本のようなドンブリがなく、外国の人たちがコップの中に麺を入れて食べている様子を見ました。

当然、食べにくいので評判はあまりよくありませんでした。

このとき普通の人なら、「ドンブリがない国ではチキンラーメンは売れない」と諦めてしまいます。

ところが彼は、「ないならつけちゃえ！」と入れ物もついた〝カップヌードル〟を61歳のときに発明したのです。

彼だって人間なのですから、70歳、80歳ともなれば、脳は萎縮していたはずです。

しかしながら普段からさまざまなアイディアを考え、「ないならつけちゃえ！」と思いつく人ですから、ものすごく脳がトレーニングをされていたのです。

だからこそ、95歳になっても新しい発明に取り組めるほど、脳が働いていたのです。

任天堂の社長だった山内博さんも、亡くなるまで猛烈に脳を使い続けた経営者でした。

もともと任天堂はトランプや花札のメーカーでしたが、彼が先代の社長から会社を引き継ぐと「ウルトラハンド」を発売し、さらに「光線銃ＳＰ」といったエレクトロニクスを使ったオモチャをヒットさせました。

このヒットがやがて家庭用コンピューターゲーム「ファミコン」や「ゲームボーイ」の大ヒットに繋がり、任天堂を世界的な企業に押し上げました。

「ファミコン」が発売されたとき、山内さんは56歳。「ゲームボーイ」発売のときには62歳。

山内さんは若いころからアイディアマンでした。

日本初のプラスチック製のトランプを開発したり、ディズニートランプを発売したりして、次々と今までになかった商品を展開させました。

そして、当時博打の道具としてしか認識をされていなかったトランプを、子ども向け、家族の団らん向けにつくり変え、異なるターゲットに対しての人気商品とし、任天堂を業界トップへと導きました。

山内さんも60代になると医学的には脳の萎縮は始まっていたとは思われますが、毎日アイディアを考えることにより、脳がトレーニングをされ、開花され続けていたのだと思います。

このことは今、第一線級の漫画家さんたちを見ても実感します。

かつては、漫画家といえば現役期間が短くて、20代から30代の間に稼げるだけ稼いでリタイヤする仕事でした。

ところが今や、50代、60代の漫画家は珍しくもなんともありません。

昔と今が異なるのは時代の変化が急激なことです。

漫画は読者が若いジャンルです。

そんな若い読者向けにアイディアを考え、流行の移り変わりの速さに常に自分の考えやセンスを合わせる努力を重ねている漫画家だけが生き残ることができます。

恐らくはそういったトレーニングをしている間に、脳が活性化され、漫画家としての寿命が伸びていったのだと考えられます。

もちろん、絵は描けば描くほどうまくなりますから。

脳を鍛えるほど効果的な健康法はありません。

もうひとつ、読者の皆様にお伝えしたい大切なポイントがあります。

さきほど、レーガン大統領は「当時の歴代アメリカ大統領としては最長寿の年齢で大往生を遂げました」と書きました。

安藤百福さんが亡くなった年齢は96歳、山内博さんは86歳と、みなさん、当時の人としてはかなり長生きをされています。

実は、脳を使うと、ボケないだけではなく、長生きができるのです。

世の中にはいろいろな健康法がありますが、わたしに言わせれば、脳を鍛えるほど効果的な健康法はないのです。

たとえばわたしの大好きな映画の世界の人について述べますと、映画『座頭市物語』（1962年＝三隅研次監督）の脚本を書いた犬塚稔さんは106歳まで生きました。100歳のときには本（『映画は陽炎の如く』・草思社）も出版しました。

さきほどもわたしの話に出てきました桂千穂さんが犬塚さんを最後にインタビューしたときが102歳のとき。

彼はインタビューを受けるためにひとりで京都から東京に出て来たそうです。

その桂さんは今もお元気で90歳です。

監督で脚本家の新藤兼人さんは94歳のときに脚本を書いた『一枚のハガキ』をなんと99歳で監督をしました。

その作品は〝第85回キネマ旬報ベスト・テン 日本映画ベストワン 作品賞〟など、数多くの賞を受賞し、100歳で亡くなりました。

今も現役の脚本家・橋田壽賀子さんは現在95歳で新作を書かれています。

小説家の瀬戸内寂聴さんは97歳で、話も抜群に面白くて文章も洒脱です。巷にあふれる〝体にいい〟と謳った効果があるのかどうかわからないような健康法をするよりも、脳を使うことのほうが長生きをするためにはずっと役にたつとわたしは考えています。

頭を使っていると長生きができます。

菅原文太さん主演の映画『トラック野郎』の脚本を書かれた掛札昌裕さんも「映画の人はすごく長生きか、すごく短命かのどっちかだ」と言われていました。

その掛札さんも現在83歳で、若い人たちと映画の話で盛り上がっています。早く亡くなる人は、大酒飲みだったりして、生活に問題がある人たちばかりで、健康的な生活をしていれば、映画の人はクリエイティブに頭を使っている分、長生きなのです。

大林宣彦監督がガンで余命半年と言われながらも精力的に映画を撮り続けていることが

話題になりました。

〝余命〟の半年は軽く越えてしまい、『花筐／HANAGATAMI』（2017年）をヒットさせ、数多くの賞も獲りました。

2019年10月25日、東京国際映画祭で特別功労賞を受賞し、新作『海辺の映画館―キネマの玉手箱』のプレミアム上映が行われました。

2020年にはさらなる新作『つばき、時跳び』が控えているようです。

大林監督がガンにも関わらず、素晴らしい仕事ができるのは、ひとつには、映画監督という好きなことをやっているので、NK（ナチュラル・キラー）細胞という免疫細胞が活性化されて、ガンを押し込めているからかもしれません。

しかし、そのこと以上に大きいのは、頭を使っているから長生きなのです。

人間は頭を使っている限り、なかなか死なないのです。

頭を使っている人がそうでない人よりも長生きだというオランダの調査があります。

アムステルダムの郊外に住む55歳から85歳の高齢者を4年間追跡調査すると、当然のことながらガンがあったかないかとか、心臓病があったかないかなどで死亡率に差が出てきます。

最も死亡率の差が大きかったのは当然年齢です。次が、最初にA―G、B―Sなどのように2個が対になったアルファベットの一覧表を見せ、その後KGBS…といった文字列を提示して、どれに対応するかの並べ替えをする（情報処理速度）テストで、上から半分にいるか、下から半分にいるかだったのです。

なんとこのテストで上位にいたグループは残りの下位のグループと比較して4年後の死亡率が三分の一程度でした。

一部が欠けた図形を見せて、欠けた図形に一致する図を選択させるパズル（流動性知能テスト）で上位にいたグループも、下位のグループと比べて死亡率が半分でした。

いずれもガンの有無による違いを上回っていました。

こう書くと〝もともと頭のいい人が長生きなのか？〟と言われそうですが、そうではありません。

この調査によると学歴は関係なく、単純に年をとってからアルファベットの並べ替えやパズルができた人の方が長生きだったのです。

むしろ、学歴だけに注目して見ますと、大卒者よりも高卒者の方が死亡率が低い結果が出ていました。

恐らく、学歴が高い人は、その学歴に甘えて定年後何も勉強をしなかったのではと考えられます。

つまり、年をとってからも知能レベルが維持できているかどうかが、長生きかどうかに関して最も重要だったのです。

脳さえよく働けば、年をとってからのほうが成功しやすいのです。

鍛えれば若いころよりも脳が働きます。

年齢を気にしなければ、一般的に経済力や知識、経験は、若いときとは比べものにならないほどあります。

冒頭の編集者は、50代から開花する知り合いが多いことに驚いていました。

しかしわたしに言わせれば、そんなことは当たり前なのです。

しかも、彼らは脳を鍛えていない人に比べ、恐らくはずっと健康で長生きをするでしょう。

頭がいいかどうかは神経細胞のネットワークの数で決まります。

わたしがそんな話をすると、きまって、

「でも、年をとると物忘れが激しくなるから……」

と反論をしてくる人がいます。

しかし、それは脳の仕組みを知らないから出てくる間違った思い込みなのです。

たしかに、生まれたときを最大にして、人間の脳細胞は減少していきます。

少しは再生するということが最近わかってきましたが、脳の神経細胞は基本的には再生をしないことがほかの細胞とは異なるところです。

ですから、生まれたばかりの赤ん坊が最大の数の脳細胞を持っていることになります。しかし、この赤ん坊のときが生涯で一番頭がいいときではありません。

頭の良さは脳細胞の数ではないからです。

つまり、パソコンでもソフトが入っていないとただの箱なのと同じで、教育や経験による書き込みがないと神経細胞は機能しません。

脳の神経細胞そのものが記憶を司っているのではありません。

新しい経験をしたり、新しいことを覚えたりしたときに、神経と神経がつながってネットワークができあがってくるのです。

それによって記憶というものができるのです。

脳はいろいろな記憶をするたびに、神経細胞がつながっていきます。

トレーニングさえしていれば、神経細胞の数が減ってもネットワークが増えることになります。

それが頭の良さを産むのです。

「萎縮している、していない」という脳の体積よりも、「使われている神経神経の割合がどれだけ増えているかどうか」が、「頭がいい、悪い」という差になるのです。

年をとってよりシャープになる人、年をとればとるほど、冴えないことしか言えない人や、物忘れがひどくなる人の差は、その使っている神経細胞の数の違いにあるのです。

つまり、学習を続けている限り、年をとればとるほど、頭はよくなっていくのです。

頭の中を割って見るわけにはいきません。

たとえ、アルツハイマー病にかかっていたとしても、この神経細胞のつながりの数が多い人は、外から見ると、頭がよく見えるのです。

なぜ、年をとると物忘れがひどくなるのでしょうか。

「それでもやはり、ど忘れなんかが起こりやすくなりますよ」

頑固な人は、わたしがこう言っても自分の説を曲げません。

その〝ど忘れ〟も、ちゃんと医学的な説明ができ、しかも予防をすることができるのです。

たとえば20年ぶりに長崎に行ったり15年ぶりにハワイに行ったりした際に、前に行ったときに見たことがあるお店が残っていたりすると、「あっ、この店、まだあるじゃん」と思い出すことがあります。

その店のことなんか10年近く忘れていたのに、思い出す。

初めての映画だと思って観ていて、クライマックスのところで、「あっ、これは観たことがある映画だ」と思い出すこともあります。

これはその店や映画のことを忘れていたのではありません。

記憶は書き込まれていたのですが、その上から脳にまた新しい記憶が入れられ、底の方に入ってしまっていて、思い出せなかったのです。

専門的にはこの〝思い出す〟ことを〝想起〟といいます。

想起できないのは、記憶が書き込まれていないのではなく、新しい記憶が上書きされるために古い記憶は奥へと押し込まれ、引き出せないということなのです。

このことを専門用語で〝逆向抑制〟と言います。

要するに、新しいことを覚えるとその前に覚えていたことが脳の奥に押し込まれていって、思い出しにくくなるのです。

人生経験が長くなればなるほど、新しい記憶が増えますから、古い記憶は脳の奥に追いやられ、想起が難しくなります。

理屈で考えればこれは当然のことで、少しも心配する要因にはなりません。

大人になって記憶力が衰えるのは復習をしないからです。

しかし、大人でもど忘れをしない人もいます。

第2章でお話をしますが、〝脳〟とひと口でいっても〝前頭葉〟から萎縮して衰えていきます。

前頭葉の萎縮は、40歳から始まります。

この前頭葉が、脳の記憶を司る部分から記憶を引き出す役割をしています。

ですから、前頭葉を鍛えている人は、40歳をすぎてもこの〝ど忘れ〟が起こりにくいのです。

職業的に想起力＝前頭葉を非常に鍛えている人たちもいます。

たとえば外国のホテルマンたちです。

彼らは「和田様、お荷物を預かりましょうか？」「和田様、お飲み物はいかがですか？」と何をするにしても、こちらの名前を呼びます。

それは客の名前を覚えるためにやっているのです。

ちょっとした用事でも名前で呼んで、覚えて、しばらくすると、挨拶をする際にも名前を呼んでくれます。

心理学に「エビングハウスの忘却曲線」というのがあります。

これは無意味な言葉や乱数を何時間、何日間覚えていられるかのテスト結果を曲線にしたものです。

受験の暗記のときにも説明を受けた人があると思いますが、覚えたあとにすぐに復習すると、記憶が長く残るとされています。

このホテルマンたちは、職業的にこの「エビングハウスの忘却曲線」どおりに、すぐに復習することで想起力を磨いているのです。

子どもの頃は記憶力がすごかったと思われているかもしれませんが、それは誤解です。

実際には「エビングハウスの忘却曲線」は子ども時代も大人になってからもそんなに変化はみられません。

しかも個人差も少ないのです。

単純に子どもの頃はよく復習をしたけれども、大人になって復習をしなくなったにすぎないのです。

さらに記憶に関しては「理解」と「注意」が関係しています。

「理解」と「注意」が記憶力を大きく左右します。

最初に、「理解」の話をします。

将棋の羽生善治九段や藤井聡太七段などの棋士は、自分の対局を5000局ぐらい、初手から最後の手まで全部覚えているそうです。

すごい記憶力です。

これはどうしてかと言うと、その手を指した意味を深く理解しているからです。

ところがある人が実験をしました

子どもに勝手に将棋の駒を並べさせて、それをプロの棋士に覚えてもらい、一時間後、記憶のテストを行いました。

その結果、自分の指し手なら何千局も最後まで覚えているプロがほとんど覚えていませんでした。

羽生九段や藤井七段のように論理的に理解して覚えると、人間はものすごい記憶力を発揮しますが、丸暗記は記憶力がいいプロの棋士でもほかの人とたいして変わらないのです。

前述した「エビングハウスの忘却曲線」は意味を持たない単語や数字を使っての実験でしたが、それと同じことを文章を使って行った実験もあります。

ある文章を聞かせて、それを何時間覚えていられるか、翌日その内容について訊いたときに、ちゃんと答えられるか、というテストです。

その結果は、「エピングハウスの忘却曲線」とはまったく異なるものになりました。文章の内容についてよく理解していた人は、翌日もその文章を記憶していましたし、理解をしていなかった人は忘れていました。

つまり、「理解度」により「記憶」の程度に大きく差が出たのです。

次に「注意」はそれこそ、大人と子どもの記憶の違いに関係してきます。

大人になると「その話は聞いたことがあるよ」と思ってしまうことが多く、生半可に知識があるために興味や関心が薄れてしまっています。

だから話自体も雑に聞いてしまいます。

人生経験があればあるほど、似た話を知っているからいろいろなことに感動をしなくなり、その分記憶力が落ちてしまうのです。

「最近、固有名詞が思い出せない」と悩んだりする人もいます。

わたしに言わせれば、単に復習が足りないだけだと思うのですが、実は固有名詞を忘れることなど、今の時代、まったく気にすることはないと考えています。

たとえば、サルトルの「金持ちが戦争を起こし、貧乏人が死ぬ」という名言があります。

「だから戦争は良くないんだ」と身にしみて感じる言葉です。

ですからこれはいい言葉だなと覚えてはいても、言ったのがサルトルだかニーチェだか、忘れてしまうことがあります。

ちょっと見では、「サルトルは××といった」と言える方が、賢くてインテリに見えます。しかし実際は、誰が言ったかなどはどうでもよくて、話の中身のほうが重要なのです。サルトルの名前よりも、「戦争は……」の文章の方が生きていくうえで役に立つのです。だから年をとって固有名詞を忘れることが多くなっても少しも気にすることはありません。

固有名詞よりも中身を理解していることの方が重要で、しかも今やスマホの時代ですから、この言葉を検索すれば、〝ジャン＝ポール・サルトル〟とあっという間に出てきます。

記憶力に自信を失っていると余計に覚えられません。

年をとって記憶力が悪くなったと感じるのは、そういう思い込みから自己暗示をかけてしまっているケースもあります。

そうすると、脳がそれを信じてしまいます。

そしてますます脳は動かなくなって記憶力が低下します。

そんな悪循環に陥っている人がたくさんいます。

本当は子どもの頃のように復習をしなくなったり、ほかの人の話を興味津々で聞かなくなったりしているから記憶力が落ちているように感じているだけなのです。

まず、年をとっているからといって、記憶力に自信をなくすることをやめることが大切です。

固有名詞を覚えていなくても、中身の理解の方が重要なのですから、気にしないようにする。

勉強すれば必ず復習をする。

知識を吸収するために、他人の話を懸命に聞く。

脳を活発に使えば、理解力が深まっているだけに、記憶力も若い頃よりも高めることが可能です。

50代、60代になると、確実に脳は萎縮します。

それは人間も動物ですから、当たり前です。

人により差はありますが、すべての人に老化は訪れます。

しかし、脳をちゃんと鍛えれば、冒頭に編集者が話した人たちのように、あるいはそれ以上に、年をとってから能力を発揮し、しかも元気で長生きをすることが可能なのです。

第2章

脳は足腰よりも先に退化する

こんな人たちは前頭葉が萎縮しています。

あなたの周りにこんな人はいませんか？

あなたが最近のはやりのどんな提案をしても「そんなやり方じゃダメだ！　この問題はこうやって解決するんだ！」と、昔、自分が成功した方法を無理矢理に押し付けてくる上司。

あなたは、そんな手はもう古いと思っても、そうやらざるをえない。

やはり、失敗する……。

そのことを報告すると、「それがお前のやり方が悪いからだ！」と怒鳴り、始まるのが過去の栄光の自慢話。

精神科医でもいます。

精神分析学会で、若い人が治療に成功した話をすると、「そんなことをフロイトは言ってないんだ！」みたいな主張をする有名精神分析医が。

その手の偉い精神分析医（日本にしかそんな人はいませんが）は、フロイトの言っていることは全部正しい、みたいな発言をします。

彼らが学会のボスだったりもします。

日本の場合は精神分析医という職業では食べていけませんので、大学の先生が趣味で精神分析をやっているケースが多いのです。

しかしアメリカでは精神分析医という職業で生活をしている人たちが数多くいて、彼らは実績をあげないと食べていけませんから、フロイトの言うことを全部正しいと信じている人なんてほとんどいません。

普通に考えても、いまどき、あなたの心の病は全部セックスのせいだ、無意識の性欲を抑圧しているからだ、と言われたら正常な人ならむっときます。

こういった自分の意見に固執する人は脳の前頭葉が萎縮している可能性があります。

前頭葉が萎縮すると、クリエイティブな機能が働きませんので、いわゆる前例踏襲型になりやすいのです。

上から言われたことはできるけれども、自分からなにかをすることはできなかったり、周りの変化に適応できなかったりもします。

たとえば引っ越しをして、家の周りが変わったり、家のなかでの物の置き場所が変わったりしたことが原因で、混乱してしまう人もいますし、よくある笑い話で、部長で辞めて転職すると、次の会社ではヒラなのに、部長面をして顰蹙を買う人もいます。

最近、話題の〝暴走老人〟も、前頭葉機能が悪くなっている可能性が高いと思っています。

要するに、前頭葉の機能が衰えると、感情のコントロールができなかったり、欲求の我慢ができなかったりするようにもなってしまうのです。

怒り出すととまらないとか理性の制御ができなくて痴漢までしてしまうとか、店員がちょっとお茶を出すのが遅かったり、少し待たされただけで、ガーッと怒ったりします。

人間を人間らしくしているのが前頭葉です。

人間の脳の表面積は、新聞紙一面くらいで、そのうち、前頭葉が41％、側頭葉が21％、頭頂葉が21％、後頭葉が17％です。

前頭葉は人間の思考や理性を、側頭葉は、言語の理解や記憶と聴覚・嗅覚、頭頂葉は、計算力と図形や空間の把握、後頭葉は視覚情報の処理を担っています。

前頭葉がこれほど発達している動物は人間以外にはいません。

それもそのはず、前頭葉は先ほども述べましたように、人間の思考や理性、物事を行う意欲や好奇心、判断力、注意力、言葉を話す能力、創造力、それから前の章でも述べました人間の記憶を引き出してくる役割を持っています。

要するに人間を人間らしくしているのが前頭葉なのです。

年をとると脳が萎縮するとお話ししましたが、脳の各部所のなかで最初に萎縮するのがこの前頭葉なのです。

ロボトミー手術によって前頭葉の働きがわかりました。

この前頭葉の働きがわかったのは偶然です。

今から80年ぐらい前、エガス・モニスというポルトガルの医者がロボトミーという手術法を発明しました。

モニスは当時、治療法がなかった重度の統合失調症の患者に対して、前頭葉の一部を、脳のそのほかの部分と切り離す手術を行いました。

すると主要な症状であった「凶暴性」がなくなったのです。

それ以上に驚きだったのは、前頭葉の一部を切り取っても患者の知能検査の点は1点も落ちなかったのです。

前頭葉は通常の知能を司る部分ではないと判断され、一部を切り取っても問題はないとされました。

この手術は知能を落とさず凶暴性だけをコントロールできる画期的な治療法とされました。

モニスはロボトミー手術の発見により、なんとノーベル医学賞・生理学賞まで受賞しました。

ところがその後、手術を受けた患者が、ひどい意欲低下に陥ったり、無気力になったり、何事にも反応をしなくなったりしました。

廃人同様になってしまったのです。

そのうえ、感情のコントロールが悪くなりました。

すぐに怒ったり、一度落ち込み始めると、ずっとその状態が続いたりするようになったのです。

このことが原因で、手術をした医者が恨まれたり、殺されたりという事件が次々と起こりました。

モニス自身も銃撃され、脊髄損傷で車椅子生活になるという悲劇に見舞われました。

前頭葉の一部を脳のほかの部分と切り離すことで、意欲低下や無感情、あるいは感情のコントロールができなくなる問題は、その後の脳腫瘍などの術後のケースでも数多く報告をされました。

こうしてモニスの目的とは全く別に、結果的に前頭葉の働きがわかってきたのです。

前頭葉の機能が低下すると感情のコントロールが悪くなります。

40歳を過ぎて前頭葉が萎縮し始めると、頑固になって他人の意見を聞かなくなったり、怒りっぽくなったりします。

お酒で酔っ払ったときのことを思い浮かべて下さい。

お酒は前頭葉を麻痺させる作用があります。

酔っ払っている人は、ほかの人の意見を聞かず、自分とは異なる意見の人に対して、いきなり怒り出したり、大きな声をあげたりします。

前頭葉が萎縮すると、この酔っ払ったときのような感情のコントロールができない状態が日常的になりますので、人間関係が悪くなっていきます。

怒るだけでなく、逆に何かのきっかけで気が晴れずにふさぎ込んだり、落ち込み始めたりしても、気持ちの切り替えがうまくできず、ネガティブな感情をいつまでも引きずりやすくもなります。

「自分はダメだ」とか「人生がうまくいかない」などの気分に襲われます。

そうなると物事を前向きにとらえることができなくなり、さらに気分が落ち込んでいくという悪循環に陥ってしまいます。

新しいことにチャレンジする意欲もなくなっていきます。

前向きでなくなり、不安が強くなると、集中力もなくなってきます。

よく40歳あたりから、「自分は若い頃と比べて集中力が続かなくなった」とこぼす人がいます。

現実には加齢により、本格的に集中力が低下してくるのは、もっと年をとってからです。

ですからこの集中力が衰えているのは、老化現象というよりも、先にも述べました精神面の落ち込みが大きく影響しているのです。

40歳を過ぎると「認知的成熟度」も落ちてきます。

「認知的成熟度」も40歳を過ぎると落ちてきます。

これはいわば、「白」と「黒」の間にグレーをいくつ認められるかという能力です。

たとえば、世の中には完全に自分の味方の人もいない代わりに、完全に敵という人もいません。

「認知的成熟度」とは90%は味方だが10%は意見が合わないとか、80%は敵対しているが、20%くらいはいいことを言う人というふうにほかの人のことを評価できる能力です。

子どもの頃とは異なり、大人になると社会には「白」とか「黒」とか決められないことが山ほどあることを認めるようになります。

自分が考える理想が万人の理想とは限らないとわかってきます。

ところが中年以降、この能力が退行する人が増えてくるのです。

そうすると、味方だったと思っていた人が、ちょっと自分の理想の批判をしたり、自分の言うことを聞いてくれないと、グレーと考えずに敵になったと思い込みます。

相手の意見と自分の考えが少しでも異なる場合、中間点を見出せずに、自分の主張を言い張るようになります。

その結果人間関係が悪くなって落ち込み、しかもその考えを前頭葉の委縮のために修正することができず、落ち込みにますます拍車をかけます。

前頭葉の機能が低下すると寿命が縮まります。

年をとった人が歩かなくなり、そのうちに歩けなくなるというふうに、ある能力を一定期間使わなかったために、その機能がひどく衰えてしまうことを医学用語で「廃用」と言います。

前頭葉も使わないと衰えが激しくなり、精神的な落ち込みから外に出る気力もなくなります。

部屋に閉じこもり、足腰が弱って「ロコモティブシンドローム」を招くことになります。ロコモティブシンドロームとは、筋力の低下や関節・骨の病気などによって、「運動器」――足腰など――が動かなくなり、「要介護」になるリスクが高い状態を指します。

前頭葉が萎縮することにより、脳の働きが阻害されるだけでなく、体全体の機能が非常に衰えていくのです

前頭葉を使わないで退化させていくと、結局は、寿命そのものを大きく縮めてしまうのです。

この章の冒頭に書きました頑固な上司や精神科医は、脳が萎縮して、お酒に酔ったような状態にあると推測できます。

その頑固さから部下だけでなく、友人や家族からも相手にされず、ますます落ち込んで、これからの人生をたそがれていたりします。

しかし、なぜ彼らはそんな自分に気がつかないのでしょうか？

気がつけば、自ら改善させる努力もできるはずです。

それは、脳のなかは見えないし、萎縮していることは感じないので、自覚がないからです。

40歳を過ぎると男性ホルモンも減ってきます。

前頭葉は40代から萎縮すると述べました。

足腰が弱るのは50代、60代からです。

75歳ぐらいまでは運動機能はそれほど衰えないという調査もあります。

脳は足腰よりも先に退化するのです。

運動不足などは体が感じていて、自覚症状がありますから、ウォーキングをしたり、ジムに通ったりします。

夕方以降のジムは中年のサラリーマンでいっぱいです。水泳をする人もいます。

トレーニングをすること、使うことによって、あなたのなまった体は鍛えられ、再び機能を回復していきます。

しかし、前頭葉の萎縮を自覚していない人は、前頭葉を鍛えようとしません。

その結果、ますます衰え、前に書きました〝廃用〟状態となっていきます。

人は体が衰えることや認知症に対する恐怖感はあっても、前頭葉が衰えることに関しての不安があまりにもなさすぎるのです。

しかも前頭葉の萎縮は、人によって格差が大きいのです。

若い頃に萎縮が始まってしまう人もいますし、そういった人は年をとればとるほど、萎縮していない人との差が広がっていきます。

40歳を過ぎた男性には前頭葉の萎縮以外に、男性ホルモンの減少という症状が襲いかかってきます。

代表的な男性ホルモンであるテストステロンは、意欲や気力、攻撃性、好奇心などと密接な関係を持つホルモンです。

女性が年配になってから旅行をしたり、買い物をしたり、活動が活発になるのは男性ホルモンが増えているからです。

年をとり、女性ホルモンが減り、割合として男性ホルモンが増えているのではなく、実際に量として男性ホルモンが増えているのです。

年配の女性に男性ホルモンを投与すると、ボランティアなどをやりたいという人が増えたとの実験報告もあります。

それでは、前頭葉の萎縮、男性ホルモンの減少という問題のため、40歳を過ぎた男性は絶望的なのかというと、ちゃんとトレーニングをしたり、食生活を改善したり、男性ホルモンを補充したりすれば、そんなことは杞憂です。

ちゃんと鍛えれば脳は死ぬまで活動します。

冒頭に紹介しました編集者の知人もそうですが、何度も登場していただいている映画監督で脚本家であった新藤兼人さんは94歳で車椅子生活になりましたが、それからも続々と素晴らしいお仕事をされました。

ＮＨＫのドキュメントで、新藤さんの『一枚のハガキ』の撮影の様子が紹介されていました。

撮影現場の砂浜で、助監督たちが敷いたベニヤ板の上を車椅子で移動して「ヨーイ、ハイ！」と号令をかける98歳の新藤さんの姿は、気力に満ちたものでした。

体は不自由になっても、頭は使い続け、人生の最後まで、「ほんとうの意味での映画を撮りたい。伝えたい思いがある」と人間らしい生き方をされていました。

『一枚のハガキ』の宣伝でテレビに出演をされたときには、主演の大竹しのぶさんに「また監督の作品に出演したい」と言われ、茶目っ気たっぷりに、「今度会うのは通夜の夜」と答え、大竹さんを苦笑させたりしていました。

「監督は体力を使うから、１００歳になったこれからは脚本家で頑張りたい」

とおっしゃっていました。

しみじみと「人間は鍛えれば体よりも頭の方が最後まで使える」と感じたものでした。

経営学者として著名なピーター・ドラッガーは欧米だけでなく、日本の企業人や経営学者たちにも多大な影響を与えた人物です。

彼は80代、90代になっても新しい研究テーマに取り組み、91歳までカリフォルニア州のクレアモント大学院大学教授を勤め、93歳で老衰で亡くなりました。

人生の最後を素晴らしく終えるためには脳を鍛えることが大切です。

皇室問題を取り扱ったテレビ番組によく出演をされている京都産業大学教授の所功さんは、「天皇陛下でも死ぬ直前までは評価はわからない」と言います。

どんなに素晴らしい人でも、最後の最後で人間として失格の行為をしてしまうと、それまでの人生が台無しになってしまいます。

逆にたとえば雅子さまはご病気で、皇太子妃の時は若干、お仕事がしづらいこともありました。

しかし皇后陛下になり、トランプ大統領夫妻と英語で会話をされたり、各種イベントで素敵な笑顔で対応されたりして素晴らしいご活躍をなさっています。

ご病気を克服された（もちろん完治ではないかもしれませんが）ということで、人々に感動を与えています。

国民祭典や祝賀御列の儀のパレードで、雅子さまも大きな喜びにハンカチで涙を拭われていましたが、それを見てもらい泣きをした女性も数多くいると聞きます。

スティーブ・ジョブズは、アップル社を創業し、その後会社を追われましたが、再び復帰して倒産しそうだったアップル社をｉＭａｃで立て直しました。

そしてｉＰｈｏｎｅなどの革新的な製品を生み出し、世界中の人々の生活を大きく変えました。

彼は、ガンを告知され、死を間近に感じていた２００５年に、スタンフォード大学卒業式で次のようなスピーチをしました。

「アップル社に解雇されたことは、私の人生で起こった最良の出来事だったと後にわかった。成功者であることの重みが、再び創始者になることの身軽さに置き換わったのだ。私は解放され、人生の中で最も創造的な時期を迎えた」

自身が創立したアップル社を辞めなければならなくなった当時は、死ぬほど辛い思いをしたと思いますが、結局あとの成功から振り返れば、その事件は自分の人生をより実りあるものにするための大きなターニングポイントだったということです。

映画でも途中多少退屈をしても、ラストがいいと「いい映画を観た」という感想を持ちます。

人生も同じです。

途中苦労があっても、最後に「良い人生だった」と思えると全てが報われます。

女優の樹木希林さんは長い人生にはいろいろあったのでしょうが、最後、まだ延命治療ができるという段階で、娘さんの内田也哉子さんに、「上出来の人生だった」と伝え、その後の治療を拒否しました。

満足した気持ちのまま、家族に見守られて人生を終えられたそうです。

逆に、最期が悪いと、虚しく死んでいくことになるのです。

あのときに、こうしておけば……と後悔をしながら死を迎えるのです。

人生の最後に、ほんとうの意味での満足を得るために、脳のトレーニングは必須だといえます。

次章から詳しく述べてきますが、それは少しも大変ではなく、むしろ面白いことなのです。

しかも楽しみながら行うことが大切なポイントでもあるのです。

第3章

脳を鍛えるために最も有効なのは文章を書くこと

脳を活性化させるために肉を食べましょう。

読者のなかには受験などの前に「勝つためにカツ丼を食べる」というゲン担ぎをされたことがある方も多いのではないでしょうか?

この「カツを食べる」という行為は、単なるゲン担ぎではなく、医学的にも立派に意味がある「受験準備」なのです。

詳しくはわたしの著書『脳のため　光を浴びよ　肉を食べよう』(新講社)に書きましたので繰り返しませんが、簡単に言えば次のようなことです。

年をとるとセロトニンという神経伝達物質が減少してきます。

セロトニンは「幸せ物質」という別名もあるほど、幸福感と密接に結びついている物質です。

これが減ってくると、前章で述べましたように、「気が晴れずにふさぎ込んだり、落ち込み始めたり、ちょっとしたことに不安を感じたり」しやすくなります。

意欲がなくなり、頭を使わなくなります。

外に出るのもおっくうになり、歩かなくなります。

歩かないと筋力が落ちてますます意欲がなくなり……という悪循環に陥ってきます。

セロトニンの減少が激しいとうつ病になるケースもあります。

実際、うつ病の治療法はいろいろとありますが、薬を使う場合は主に、脳内のセロトニンを増やす方法が選ばれます。

肉には、このセロトニンを生成するための材料となる「トリプトファン」というアミノ酸がたくさん含まれています。

それだけではありません。

肉に含まれるコレステロールは、そのセロトニンを脳に運ぶ役割も担っています。

コレステロールが多い食事を敬遠する人も多いのですが、コレステロールも〝意欲〟や〝好奇心〟の源となる男性ホルモンの合成、そしてこのセロトニンを脳に運ぶという重要な仕事を行っているのです。

カツに限ったことではありませんが、「肉を食べる」という行為は、脳を活性化させ、試験に対する戦闘意欲をわき立たせるだけでなく、頭の回転もよくして、受験にはおおいに役立つのです。

睡眠と運動、太陽の光が脳の老化を防ぎます。

もうひとつ、付け加えれば、セロトニンは「太陽の光を浴びる」ことで増加します。

前著ではわたしは、年をとっても前向きに生きるために「光を浴びよ　肉を食べよう」と提言をしました。

トリプトファンを摂取するために「肉を食べ」、「光を浴びる」ためには「早起き」を勧めました。

長い時間でなくても、早起きをして朝の光を浴びることはセロトニンを増やすためには欠かせないことなのです。

さらに言えば、毎日の運動と6時間以上の睡眠が大切です。

「運動」といっても走ったり、水泳をしたりという必要はありません。ジムなどに行っている人でも、運動量の大半は日常的な運動——会社に行く、買い物に行くという行為——が占めています。

特別な運動をしなくても、エレベーターを利用せず、階段を使うことだけでも十分なのです。

肉を食べ、早起きをして外出し、適度な運動をすることは、脳の老化を防ぐための必須条件だといえます。

『寝盗られ宗介』（1992年）『実録・連合赤軍 あさま山荘への道程《みち》』（2007年）などの映画で知られている若松孝二監督が朝起きてまずすることは、窓を開けて朝の光と空気を部屋のなかに入れることでした。

どんなに寒くてもこの習慣を欠かさなかったそうです。ステーキも大好きでした。

惜しくも76歳のときに交通事故で亡くなりましたが、製作意欲は年をとっても衰えることはなく、毎年のように新作を創り、2012年に亡くなったときにも、すでに製作済みの『千年の愉楽』（２０１３年）などの公開を控えていました。

若松監督のこの衰えない映画製作へのパワーの源は、朝の太陽の光と肉であると、医学的にも説明がつきます。

脳トレ、パズルでは前頭葉は鍛えられません。

この本を読まれている方のなかには「脳を鍛えるために」脳トレやパズルをされている人も多いかと思います。

「脳トレ」は東北大学の川島隆太教授が任天堂のＤＳ用ゲームのひとつとして開発したもので、ファンクショナル（機能性）ＭＲＩという機器を用いて脳の画層診断を行った結果、計算と音読が前頭葉の血流を増やすことがわかり、それを取り入れたゲームです。

しかし、脳の血流が増加することが本当に前頭葉の老化防止に効果があるのかどうかはまだ検証されているわけではありません。

認知症が生じている人に計算練習をさせるとたしかに速くなり、計算能力が向上します。

だからといってほかの能力が上がるわけではありません。

計算能力だけが上がり、ほかの能力はほとんど変わらないのです。

パズルなども同様です。

パズルをすればある程度は脳のトレーニングにはなるでしょうが、それが脳全体の能力の向上に効果的かどうかは、わたしは疑問に思っています。

実際、うまくなるのはパズルだけなのです。

能力の上がった人に、別のテストをするとほかの能力も向上しているということはありません。

読書も難解な数学の問題を解くことも前頭葉は刺激しません。

脳を鍛えるためには本を読めばいいのではないか、と思われている方もいらっしゃるでしょう。

たとえば昔の日本では、いつも会うと本を読んでいるような人を「あの人すごく賢いんだよね」と褒め、〝インテリ〟と呼んでいました。

しかし、現在では、いくら本を読んでも、読むばかりですと、1章で述べました「逆向抑制」により、読んだ内容は脳の奥底に押し込められ、想起できず、何の役にも立たないことがわかってきたのです。

人間を人間らしくしている大元である前頭葉は少しも鍛えられません。

難しい本を読んでも側頭葉しか使わないからです。

計算問題だとか、難解な数学の問題を解いても、鍛えられるのは頂頭葉だけなのです。

「数学オリンピック」で優勝した人を日本人はすごく数学の才能のある人と思いがちです。

しかし海外では数学オリンピックの優勝者は意外に大成しないと言われています。

その理由は、問題を解くことには前頭葉は使わないので、実際にクリエイティブな能力があり、画期的な発見ができるかどうかは数学オリンピックの結果からはわからないからです。

それよりも、解くのが困難な問題を考える数学者のほうが大成すると言われているのです。問題をつくるほうが前頭葉を使うからです。

前頭葉を使える人のほうが成功するのです。

脳のトレーニングに最適なのがアウトプットです。

それでは前頭葉を効果的に鍛えるためには何をすればいいのでしょうか？

わたしがお勧めしたいのが「アウトプット」です。

英文学者の外山滋比古さんは『思考の整理学』（ちくま文庫）を始めとして莫大な量の本を書かれ、96歳の現在も新刊が発売されています。

『思考の整理学』は既存の知識に頼らず、自分で考えることの大切さを書いた名著で、東京大学の生協でも10年間で7回も文庫売り上げ1位に輝いています。

丸善、ジュンク堂、文教堂などの店舗とネット通販、電子書籍が連動したハイブリッド総合書店・『ｈｏｎｔｏ』の発表では、平成時代に2番目に売れた本です。

わたしはその外山さんと対談をしたことがあります。

その際に彼は「歳をとったらもう勉強なんかしなくてもいいよ」とおっしゃっていました。

要するに、ある年齢に達したらインプットよりもアウトプットをしなさい、という意味です。

実際、外山さんは週に2、3回、比較的高齢の仲間を集めて、互いにいろいろなことを話す会をなさっているという話でした。

恐らくは新たなことを学ぶよりも、これまでの知識から新しいことを生み出していくほうがいいというお考えなのでしょう。

海外でクロサワ、オズ、ミゾグチについで評価が高い映画監督はナルセ＝成瀬巳喜男です。

その成瀬監督の脚本を数多く書かれた井手俊郎さんは、毎週金曜日に若い脚本家志望の若者を集め、〝シナリオ教室〟という名前の〝お話をする会〟をされていました。

会議室を借りるお金だけを生徒が出し合い、井手さんは無給でした。

もちろん〝シナリオ教室〟ですから生徒が脚本を書いてくれば読んで批評はしてくれましたが、基本的には井手さんの放談会みたいな内容で、最近観た映画の話、読んだ本の話、勉強したことなどを、建築から物理からさまざまな分野にわたり、話されていました。

井手さんはガンで亡くなり、決して長生きをされたわけではありませんが（と言っても78歳まで存命でした）、亡くなる2週間前まで口述筆記で映画の脚本を書かれ、「俺はもう死ぬから、仕事部屋にある本はあなたたちにあげるから、片づけてくれ」と言われて亡くなりました。

おしゃれで都会派の井手さんらしい、スマートな最期でした。

ハインツ・コフートという精神分析学者はミスター・サイコアナリシスとも言われるほどの知識量を誇り、精神分析のありとあらゆる文献を読んでいる人でした。

その彼も50歳を過ぎる頃から精神分析関係の本を読まなくなり、彼にとっては異分野である哲学書や政治学の本だけを読んでいたと伝記に書かれています。

恐らくは異なったジャンルの知識を自分の専門の精神分析の知識や思索に応用していた

のだと思います。

それは彼にとってのアウトプットだったのです。

反論に耳を傾け「メタ認知」を働かせましょう。

では、わたしたちにとってどんなアウトプットが前頭葉を鍛えるのに効果的なのでしょうか?

外山さんや井手さんのように話すことは大変に効果があります。

しかし、話すことよりも、文章を書くことのほうが前頭葉を鍛えるのには格段に役立つのです。

その説明の前に、まず読書について述べます。

前に、いくら読書をしても前頭葉を鍛えることにはそれほど効果的ではない、と語りました。

矛盾するようですが、実は前頭葉をトレーニングするのにすごく効き目がある読書法もあるのです。

わたしは産経新聞の『正論』のメンバーで、右寄りの論壇のひとりでもあるのですが、通称赤レンガ病棟（東大病院精神神経科病棟の自主管理病棟といわれた時代、病棟のある建物の外観からこの通称がついた）と呼ばれる新左翼の医師の集まりにいたこともあります。

わたしの友人には右も左も面白い人がいて、思想に関わらずお付き合いをさせていただいています。

しかし、最近は、特に右系の人を見ていて思うのですが、反論に耳を貸さない人が多いのです。

脳の活性化を考えると、自分はわりと右だなあと思う人は、『週刊金曜日』みたいな左の雑誌や左翼の人の書いた本を読んだほうがいいのです。

左の人も右の人がどんなことを言っているのか、読んで理解したほうがいいのです。

前頭葉を老化させないためには反論に耳を貸す必要があります。

自分の行っている行為を客観視して、自分の認知が歪んでいないかをモニターしたり、修正したりするような働きを認知心理学の用語で「メタ認知」といいます。

「メタ」とは「越えた」とか「高次の」といった意味を持つギリシア語です。認知することを認知するという意味です。

普段考えないような反論を理解したり、考えたりすることは、この「メタ認知」を働かせるということでもあるのです。

「メタ認知」は生きていくうえで非常に重要な態度なのですが、これを働かせることが前頭葉を鍛えることに大変に有効なのです。

前頭葉が老化してくると、行きつけの店が決まっていて、そこにしか行かないとか、同じ著者の本しか読まないとか、そういうことになりがちです。

そのほうが脳に楽だからです。脳に楽なのは「メタ認知」を働かせていないからです。

また何かを調べるときも、権威のある著者かどうかに固執しがちです。

「この人の考えが正しい」と決めつけてしまい、自分で考えないようにすれば、脳が楽だからです。

この場合も、「メタ認知」が働いていません。

調べものをするときには、著者にこだわらず何でも読み、自分で考えるべきです。本だけでなく、新聞、雑誌、ネット記事まで、右から左まで、上から下まで、できるだけ広い範囲で調べることです。

雑誌なら『週刊大衆』『週刊実話』などからビジネス誌まで。

ネットなら「日経デジタル」から「5ちゃんねる」まで。

自分と異なる意見を持つ人向けの本やメディアも意識的に読むことで、答えがたくさんあることを知ることができます。

自分で深く広く考えることができるのです。

話すことよりも文章を書くことのほうが脳に効果的です。

「メタ認知」を存分に発揮するためには反論を考える必要があります。

しかし、話すときには、文章を書くときほど反論は想定しないケースがほとんどです。話す際は、自分の考えのみを、ムードで話してしまうのです。

ムードとはその場の雰囲気です。

たとえば振り込め詐欺という犯罪があります。

あの犯罪には3つの基本的なテクニックがあります。

ひとつ目は「人を不安に陥れること」。

人間は不安になったときには判断力を失ってしまいます。

振り込め詐欺の場合はまず、「お宅の息子が痴漢で捕まった」とか「300万円、会社のお金を使い込んでしまった」とか言って相手を不安に陥れます。

ふたつ目は判断力を失わせるために「時間を区切る」ことです。

金融機関は3時を過ぎると翌日の振り込み扱いになりますから、「3時までに振り込まないといけないから」と話します。

そうやって期限を切られてしまうと人間は、誰かに相談をしようということよりも、まず3時に間に合わせなければという気持ちが強くなり、理性を失ってしまい、「急ぐからわたしが代わりに振り込んでおきます。通帳と印鑑を渡して」というような無茶苦茶な話にも従うようになります。

最後のひとつが「情報遮断」です。

ほかの人に相談させない。

「この話はわたしと奥さんの間の内々にしておきましょう」とか「誰かに相談すると息子さんの犯罪がバレてしまいますよ」とか話して、「わたしの方で全部やりますから」と釘を刺します。

この３つが揃うと、人は思考停止に陥りやすくなるのです。

話す場合も同じです。

反論が出るような場所で話すと人は不安になります。

不安になると理性的に話せなくなります。状況や感情に左右されがちになります。

話しているときに質問をされると、すぐに答えないといけないので、時間が区切られます。

自分で考えないといけませんので、相談もできません。

話すという行為は、振り込め詐欺の被害者に近い状態で行われます。振り込め詐欺の被害者も先に述べました「メタ認知」が働いていれば被害に遭うこともなかったでしょう。

話すという行為は同様に「メタ認知」が働きにくいものなのです。わたしもテレビなどに出演をしたときには録画してあとから見直しますが、論理が飛躍したり、裏付けがないような話をしてみたり、あるいは感情に流されて話してしまったりしています。

口から出たら終わりですから、あんなことを言わなくても良かったみたいなことになってしまいます。

覆水盆に返らず、です。

ところが文章は書く際に慎重にもなりますし、見直しもできます。間違えていたら書き直しもできます。

メタ認知を働かせて、自分の意見に対する反論も書き、なおかつそれを論破する再反論も論理的に書くことができます。

2、3日、置いておけばまるで違う人の目になって読み直すこともできます。
わたしも過激なブログを書いていた頃は、一日置いて読み返してからアップしていました。

脳を鍛えるためのアウトプットとして、話すことよりも文章を書くことの方が数段効果的であることをおわかりいただけたでしょうか。

文章がうまくなると お金をかけずに人生が変わります。

さらに、文章がうまくなることは最もコストパフォーマンスの高い「人生を変える」行為です。

わたしも26歳のときに『試験に強い子がひきつる本 偏差値40でも東大に入れる驚異の和田式受験法88』（潮流出版）を書いて人生が劇的に変わりました。

わたしが灘高では成績が悪かったのに、過去に出題された東大の問題を研究したり数学などでも答えを丸暗記する方法を使ったりして、現役で東大の医学部に合格した話を当時の潮流出版の社長に話したところ、「その話を本に書いてくれ。880円で売るから88のポイントを書いて欲しい」と言われ、正月に一週間ほどで書き上げました。

これがベストセラーとなりました。

医学部ですから、卒業して医者になり……という人生が待っていたはずが、次から次へと受験のための本の依頼が来て、もちろん医者にもなりましたが、作家としても人気が出たのです。

テレビなど、いろいろなメディアにも出演しましたし、名前があちこちに知られるようになり、講演会などもたくさんしました。

現在も収入の6割は文筆業です。

本書の出版元の営業の人が高校生のときは、クラスのみんながわたしの本を読んでくれていたそうです。

有名になったことで、学生時代から念願だった映画監督への道も開けました。

もともと持っていたワープロだけを使い、1円もお金をかけずに人生を変えることができたのです。

第1章の冒頭に書いた編集者の知人たちも、安い原稿料のライターをしたり、安い給料で弱小出版社で働いたりしていましたが、書き続けることにより、50歳、60歳をすぎる頃、人生が花開こうとしています。

メール時代の今、文章がうまい人がきれいな人です。

作家やライターにならなくても、今はメールの時代です。

仕事相手に実際に会ったり、電話で話したりするよりも、メールでの打ち合わせが多い時代です。

まったく顔を合わせず、電話で話さえすることなく大きな仕事が始まり、終わることすらあります。

実際に相手に会う時代には、女性でしたら美人が、男性でしたら人当たりのいい人が得をしていました。
電話では声がきれいだったり、声がよく通ったり、話がうまい人が有利でした。
ところがメールの時代になった現在は、文章のうまい人が素敵に見えます。
会社で書く企画書も同様です。
文章がうまく、説得力があれば、あなたの企画が通る確率は数段高くなります。
大きな仕事を任され、人生は変わっていきます。

文章を書けば脳も鍛えられ、人生も前向きになります。

利子が複利で増えていきますと、あっという間にお金は倍になります。

文章がうまくなり、人生が変わるということは、足し算で良い方向に向かっていくのではなく、階段を登るように次の段階がさらに素晴らしい次の段階を生み……という具合に複利と同じように駆け足で人生を上向きにしていきます。

もちろん、文章を書き続けることは、脳のトレーニングにもなっていますので、実社会で人生が前向きに進んでいくだけでなく、あなた自身の能力も高まり続け、〝実社会×あなたの能力〟で掛け算をするようにすべてが前進していきます。

逆に言いますと、脳を年齢に任せて衰えさせていくと、人生は割り算を続けるように悪くなり、あっという間に0に近づいてしまいます。

さて、「文章を書き、うまくなると人生が変わる」ということの詳細は次章に詳しく書くとして、この章では引き続き、「どんなことに注意をして文章を書けば、脳に良く、しかも上手に書くことができるのか」に関して述べていきたいと思います。

どんな文章も〝うまくなろう〟と思って書くことが大切です。

この世の中にはさまざまな文章があります。

ネットに書き込むツイッター、フェイスブック、ブログから、活字で読む新聞の文章や雑誌、書籍の文章、あるいは会社で仕事上必要な企画書や報告書など……。

わたしたちはありとあらゆる文章に囲まれて暮らしています。わたしたちはそれらの文章を、あるときは何気なく読み飛ばし、あるときは熱心に読みます。

ときには自分自身が文章を発信する側になることもあります。そのときに、どんな文章であっても、「良い文章を書こう」「うまくなろう」と思って書くことが大切です。

人間の向上心を司っているのは前頭葉ですから、良い文章を書こうと机に向かうだけで、その向上心、より高いランクのことを行おうという冒険心が、前頭葉を活性化させるのです。

会社の企画書も反論を想定して書きましょう。

まずは身近なことから始めるべきです。

運動をする場合、特別なことをするのではなく、階段の昇り降りや、駅を一駅歩いて始めるように、です。

たとえば、先にも書きましたが、あなたが会社の必要に応じて書く企画書です。

これをいつもの、ルーティーンワークで書くのではもったいないと思います。

この企画書を読んで、こんな意見が出るだろうとか、あいつがこういった反対意見を述べるだろうとか、具体的に反論や批判を想定し、説得力に満ちた内容を考えて書くべきです。

人生の予定を文章にすると前向きに生きられます。

自分の人生の予定を、文章にしてみることもより良い人生を生きていくうえでも前頭葉を鍛えるためにも有効です。

40代のうちにあそこことここに連絡をとっておいて、50代でより親しくなって、60歳になって定年になったら、その関係を基盤にして、独立をしよう。

連絡をとったり、知り合いとして関係を深めたりする相手を書き出すと、いや、あの会社もつながりを持っておいた方がいいなど、連想法で次々と考えが浮かんできます。

失敗したときのことも考えます。

これがうまくいかなくても、ここまでやったことを活かして次の展開を考えて……というふうにです。

「メタ認知」が働けば、さまざまなアイディアや選択肢をより具体的に修正していくことができるのです。

前頭葉をトレーニングすると、メンタルも鍛えられます。

50代以降に自殺をする人が増えています。

恐らくは、自殺をするような人の多くは、選択肢がひとつしかなかったのだと思います。

開成を出て、東大を卒業して、財務省に入って次官コースに乗っていた人が、何かの原因によってその道を断たれてしまい、自殺をしてしまう。

こんなケースに関して、挫折を知らないからだという人もいます。

しかし、わたしはこの方は挫折を知らなかったのではなく、選択肢を知らなかったのだと思います。

彼にとって、中学は開成に行くしか選択肢はありませんでした。開成に落ちてほかの学校に行けば負けだと考えていたと思います。

東大に入ったのも、東大以外の選択肢がないと思っていたら運良く東大に入り、財務省にも入ることができました。

しかし普通に考えたら、次官になれなかったら外資に移って年収1億円を目指すとか、あるいは大学教授になって適当な講義をするとか、テレビのコメンテーターになるとか、あるいは財務省に残っていたら、どこかの財団の理事にしてもらえるのではないか、など、選択肢を紙に書いて考えれば自殺をしたりはしないのです。

文章を書けばメタ認知を働かせて、そういったシミュレーションをすることができます。

頭のなかで考えていると、ひとつの可能性しか考えられない傾向にあります。

メンタルの強い人というのは、うまくいった場合、うまくいかなかった場合の両方を考えられるタイプです。

つまり、文章を書いて前頭葉をトレーニングすると、メンタルも鍛えられるということになります。

反論を考えながら書くと厚みのある文章になります。

それでは前頭葉を鍛え、なおかつ文章がうまくなる3つのコツに関してお話をしましょう。

第一は、「反論を想定して書く」ということです。

これまでも何度も述べてきたことですが、ここでは具体的な例を使い説明していきましょう。

たとえば、「××歳になったら運転免許の返上を義務づけるべき」という主張の文章を書くとします。

最近は高齢者による悲惨な交通事故が目立ち、この主張は一見誰にでも受け入れやすいように見えます。

しかしこれだけを単に主張するだけではテレビのワイドショーと同じレベルの主張であり、誰かの受け売りで、常識的な意見に過ぎません。

ネットで統計を調べてみましょう。

すると、様相は変わってきます。

統計の数字を見ると、高齢者の事故率はほかの年代と比べて決して高いものではありません。最も事故率が高いのは16歳から24歳。

高齢者から免許を取り上げると、高齢者の運動性が減り、６年後の要介護率が２倍になるという研究報告もあります。

今度は反論の反論を考えてみましょう。

30代から40代の事故率の低さから考えると、若い人は現在に限っては事故率が高いのですが、しだいに運転がうまくなり、事故を起こさなくなると推測できます。

逆に高齢者の事故率は高まっていくと想像もできます。だから免許を取り上げるべきだと主張もできます。

また、それに対して、次のような反論も考えられます。

運転免許を家族に取り上げられたりした高齢者は自転車に乗るようになります。彼らによる自転車の事故は急速に増えています。高齢者が自転車で転んで骨折などをした場合、それまでのように歩くことが困難になり、最悪の場合、寝たきりになるリスクもあります。

このようにして、意見があり、その反論、またその反反論を考えながら文章を作っていけば、厚みのある説得力のある文になりますし、さらに考える段階で、前頭葉も鍛えられるのです。

相続税100％について頭の中で議論してみましょう。

次に「相続税を１００％にする」というテーマについて考えてみましょう。

暴論という意見もあります。

しかし子どもや妻に相続ができず、国に全部取られてしまうとなれば、高齢者は「死ぬまでに全部使ってしまおう」と大量消費をするかもしれません。

メーカーは競って老人向けのパソコンや車の開発を始めるでしょう。

現在、ボルボなどは老人向けの車の開発を進めていると聞きます。

それに対して、中小企業などの事業継承の問題を反論としてあげることができます。

それでは事業継承をする場合は、相続税を逆にゼロにする特例を設けるとどうか、と考えます。

田舎に行くとよく見かけるのですが、田んぼが半分しか使われていないのです。

なぜかと言うと、長男と次男が半分ずつ相続しましたが、長男しか田を継がず、次男は長男に「この田んぼを使うなら使用料を払え」と主張しているのです。

長男は次男に使用料まで払って田を使おうとは思わず、田の半分が荒れ放題になってしまっているのです。

あるいはわたしなどは老人医療をしているので常々思っているのですが、親の介護をする子どもとしない子どもで、同じように相続をしていることには疑問を抱いています。

これにも特例をつくり、介護をした子どもに関しては相続税が50％、しなかった子どもについては100％にするとどうか、との考えも浮かびます。

当然、金持ちは反対します。

しかしここにわたしがよく言っています「金持ちパラドックス」という問題を投げ込んでみます。

奥さんに死に別れたお年寄りがいます。

彼がどこかで知り合った女性と「再婚したい」と子どもたちに言うとします。

もしもこのお年寄りが、お金のない人だった場合、子どもたちは自分たちが介護から逃れることができると、もろ手をあげて大賛成をします。

もしお年寄りが大金持ちだったケースとなると、子どもたちは相続が半分になると大反対に回るかもしれません。

そうなるとそのお年寄りは、お金持ちであるからこそその不幸が待っているということになります。

反論を考えないと単純な発想しかできませんが、自分の頭のなかで討論をする癖をつければ、深く説得力がある面白い文章を書くことができます。

スキーマに頼ることなく、自分の頭で考えましょう。

ふたつ目は、「スキーマに依存しない」ということです。

スキーマとは深く考えないでも、これだとわかる認知の形態です。

たとえば脚が6本ある生き物を見たら、それが何だかわからなくても「昆虫だ」と理解するというふうに情報を効率よくとらえるのに必要な方法です。

人間はスキーマのおかげで物事を赤ん坊のように一から教えてもらわなくても大丈夫なようにできています。

実際、初等教育は知識などのスキーマを身につけるためのものです。

しかしながらスキーマに頼るようになると、頭を使わなくなります。

たとえば、アルバイトを募集していて名古屋出身の人が来たときに「名古屋のヤツはケチだからダメだ」と決めつけるような考え方になります。その本人がケチではなくても、名古屋人にしては珍しいヤツだ、と例外と決めつけます。血液型で人を判断する人や、東大卒はろくなヤツがいないというような人もスキーマの罠にはまっています。

スキーマへの依存は思い込みに直結し、しだいに思考自体が硬直してきます。

大切なことは、スキーマに頼ることなく、自分の頭でほかの可能性を考えることなのです。

40歳を過ぎると「二分割思考」をしやすくなります。

3つ目は、二分割思考をやめることです。

二分割思考とは、白か黒かのどちらかしかないと考え、中間のグレーを認めない思考の型をいいます。

子どもにありがちなのが「先生がこう言ったから、こうするのが正しい」と言い張ってほかの方法を頑として認めないとか、「このキャラクターはいいやつか、悪いやつか」とか、決めつけたがるような態度です。大人になり、先生が言うことにも間違いがあることや、実際の世のなかは、善とか悪とか断定することができない場合が多く、悪事を働いたけれども心根は優しい人なのだとか、自然と白と黒の間もあることがわかってきます。

本書の第2章でも触れた「認知的成熟度」とも関係する部分で、この能力は成長するにしたがって高まっていくものですが、困ったことに50歳前後から退行しがちなのです。

わたしたちは、ともすれば「経験則の罠」に陥りがちです。

経験を積むうちに世の中の複雑さを知る一方で、試行錯誤の結果、うまくいった方法を手にすると、「このやり方が確実だ」と思い込むようになります。

「目的Aを達成するにはBという方法しかない」と決めつけます。

しかし世の中には、自分が正しいと思っている方法や意見以外にも、もっと有効なやり方や考え方が存在するかもしれません。このように考えることが今までになかった革新的なアイディアにつながることもあります。

わたしは、この思考方法を「あれか、これか」に対して「あれも、これも」思考と読んでいます。

「禁止」の効用について考えてみましょう。

たとえばこの思考法を用いた「禁止の効用」ともいえるべきアイディアは数多くあります。禁止になったからもうダメだと諦めるのではなく、それをチャンスととらえ、大きな飛躍をした例です。

先日、経済学者の金子勝さんがラジオでおっしゃっていました。

「原発事故に関して無罪判決が出たけれども、昔〝四大公害訴訟〟があって全部被害者側、つまり原告が勝訴しました。公害はその元をつくった企業が悪いと。その結果、企業は今までのような生産ができなくなり窮地に陥りました。そんな状態のなかで大変な努力をして公害を出さない技術の開発を進めていきました。その後、ＨＯＮＤＡがＣＶＣＣというアメリカのとてつもない厳しい規制〝マスキー法〟という法律をクリアーした車を開発し、一時期アメリカで一番人気の車となったのです」

類似の例はたくさんあります。わたし自身の経験で言いますと、かつてわたしは、「脳死移植」に反対する立場で運動をしていました。

それは、「脳死移植」を認めてしまうと、必要がないと思われる人間からドナーにされる危険があったからです。現実に筑波大学のすい腎同時脳死移植でも、精神科の患者さんがドナー（臓器提供者）にされました。脳死法案が決まる前の本邦初の脳死移植でした。

そんな脳死がまだ認められていない頃は、東大教授の渥美和彦さんがつくった人工心臓が１００日動くということで、世界一でした。ところが、脳死が解禁された途端にその進歩がとまってしまいました。移植が禁止されていたからこそ、人工心臓の開発が進んでいたのです。

日本のポルノも同じです。判例で見せてはいけない部分にはモザイクをかけないといけないことになっています。

ロマンポルノなどは、だからほかの部分で勝負しようと、人間をどう描くかというドラマの本質に関わる部分に力を入れてきました。結果、見せるだけの欧米のポルノとは異なった内容になり、海外の人たちも大変に評価をしてくれました。実際、今日本で活躍している映画監督も脚本家も、その多くはポルノから育ってきた人たちです。

最初の金子さんの話に戻れば、原発関係者を有罪にして、ものすごく高度な安全基準を満たさないといけないということにすれば、恐らくは人間はそれをクリアする技術を考えると思います。

わたしは「人間というものは禁止されると工夫するものだ」と信じています。

「禁止されたからもうできない」という二分割思考ではなく、禁止されたら新しい技術を開発しようとする考え方が重要なのです。

文章を書くためのコツは生きるうえでも役に立ちます。

「反論を想定して書く」

「スキーマーに依存しない」

「二分割思考をやめる」

と脳を活性化させる文章を書くためのコツを書きました。

そして先に書いた3つのコツは、何も文章を書くことだけに限ったことではありません。前頭葉が萎縮を始める中年以降に取るべき、考え方の基本的なスタンスだと言ってもいいかもしれません。

生活の中にこの考え方を取り入れると、今よりもずっといきいきとした生活ができるはずだと思います。

人に褒められるとNK細胞が刺激され、病気になりにくくなります。

「インプット」よりも「アウトプット」です。

次章で述べますが、今はインターネットの時代です。ネットの世界にあなたの文章を投げかけ、コミュニケートする。そうすると読み手から反応が返ってくるかもしれません。「文章がうまい」「優れたアイディアだ」と褒められるかもしれません。

快体験は人間のＮＫ細胞を刺激し、体の免疫機能を高めてガンやうつなどの予防になることが知られています。

最大の快体験は、他人から褒められることです。

たとえば、瀬戸内寂聴さんがいつまでもお元気な理由は仕事を称賛されているところにあると思います。

「97歳になってもお元気ですね」と言われることよりも「この前の本、面白かったですね」と周りから言ってもらっていることのほうが彼女のパワーの源になっているのではと、わたしは考えています。

文章を書いてネットなどで発表をすることは、この快体験を得る新しいチャンスにもなります。

第4章

文章を書き、うまくなると人生が変わる

文章は60歳から書き始めても20年、30年は書けます。

前章でも書いたように、文章がうまくなることは人生を大きく変えるきっかけになるケースが多いのです。

あらゆることの基本が〝文章〟だからです。

たとえば、ジョン・F・ケネディはもともと、文章がうまい学者肌の人でしたが、演説は下手でした。

そこで、自分の書いた文章をもっとわかりやすくしてくれるスピーチライターを雇って、一生懸命に練習をして、演説も素晴らしいといわれる政治家になったのです。

つまり、結婚式のスピーチでも同じことですが、いい文章を書くことができる人は、話すトレーニングさえすれば話し上手になることができるのです。

逆に、話すことがうまくても必ずしもいい文章が書けるかどうかはわかりません。

いまさら、文章の練習なんて……と思われている方も多いかもしれません。
しかし文章は60歳から書き始めても、20年、30年は書けます。
定年後に作家になった人はいくらでもいます。
60歳は一年生のようなものです。
しかも文章は60歳ぐらいから説得力を持ち始めます。
歳を取ってからのほうが有利とさえ言えるのです。

わたしの知り合いの双子のお母さんのブログの話をしましょう。

お勧めはネットです。

現在、「ツイッター」や「フェイスブック」などのSNSやブログで記事を書いたり、ユーチューブでの動画配信を行ったり、「ニューズピックス」のようなニュースキュレーションサイトに意見を投稿することができます。

「ノート」のように、自分が書いたものに簡単に課金できるサービスも始まりました。

そのなかでもまずはブログが手軽でいいのではないかと思います。

わたしの知り合いの主婦もブログをやっています。

平凡な主婦ですから、読んでくれる人も数多くはいません。

しかし長く続けていると、2、3人、必ず感想や意見を書いてくれる人が現れてきました。

彼女には双子の娘がいます。

そのふたりの違い、彼女たちの受験のこと、観た映画のこと、読んだ本のこと、いろいろなことが書いてあります。

わたしもときどき、彼女のことを覗き見するような気持ちでブログを読んでいます。

最近では上の娘さんの受験の話が楽しめました。

ふたりとも同じ中高一貫の私立の中学に行っていました。

下の娘さんはなにもしなくても高校に行けるため、毎日スマホばかりを見ています。

ところが上の娘さんは、お母さんにも理由はわからないのですが、もっと上のランクの高校に行こうと突然受験勉強を始めました。

寝る間も惜しみ、ご飯を食べている間も参考書を読み、涙ぐましいほどの努力を始めたのです。

お母さんも驚くほどの頑張りです。

夜食を作り、協力を惜しみませんでした。

そして迎えた受験の当日、お母さんは娘さんの努力を知っていますから、本人以上に緊張をしました。

そんな様子が本人の体験談ですから、まるでよく出来た映画でも観ているように、リアルに、しかもユーモラスに描かれていました。

相変わらずスマホに熱中している次女を見て、「双子なのにどうしてここまで違うんだろう」というお母さんの感想も楽しく感じました。

あなたのブログを思いもしない人が読んでいます。

また山田涼介さん主演の映画『ナミヤ雑貨店の奇蹟』（監督＝廣木隆一・2017年）などの脚本を書かれた斉藤ひろしさんは著書『1週間でマスター　斉藤ひろしのシナリオ教室』（雷鳥社）のなかで「たとえば医者を主人公にしたドラマを書く場合、医者のブログを検索してみる。そうすると、医者がどんな日常生活を送っているかがわかる」と書かれています。

双子の娘さんのお母さんも、まさかわたしがときどき読んでいるとは夢にも思っていないでしょう。

医者も、脚本家が取材のために自分のブログを読んでいるとは考えもしないでしょう。

「自分なんかがブログを書いても誰も読んでくれない」

などとは思わず、書いてみることです。

本人の気が付かないところでさまざまな人が読んでいるものなのです。

双子のお母さんも、この本に娘さんの受験のエピソードが掲載されるなんて、予想もしていないと思います。

またブログが大ヒットをして、新しい人生を手に入れた人もいます。

うつ病ブロガーのほっしーさんという人がいます。

彼は新卒3カ月で双極性障害を発病し、会社を辞めることになりました。

ほっしーさんは、その闘病と回復の経験をブログに書き、それが人気となってブログ収入と講演で、年収はサラリーマン時代の3倍になったそうです。

さらにいろいろと試してきたうつへの対処法を一枚の表にまとめてマッピングをしたところ、4万もの「いいね！」がつき、出版社から声がかかり、『うつを治す努力をしてきたので、効果と難易度でマッピングしてみた』（ディスカヴァー・トゥエンティワン）として出版されました。

ちなみにわたしは出版社から依頼され、彼の本の解説を書きました。

そのときにゲラを読んで驚かされました。

ほっしーさんはメンタルヘルスの治療や対処法についてものすごくよく調べていて、医者のわたしにも役立つ患者目線の情報が網羅されていたのです。

「書くこと」はストレス発散にもなり、心の健康にもいい行為です。

もうひとつ、書いておきたいのが、先に述べたお母さんの場合、ありとあらゆる題材をブログに書いています。

恐らくはこれは、彼女にとってブログが日常のストレスの発散の場になっているのだと思います。

アルコール依存症の患者さんは、ＡＡ（アルコホール・アノニマス＝アメリカから来た断酒会）や断酒会で、お酒をやめるために自助グループと呼ばれる治療体験をします。

そこでは「言いぱっなし、聞きっぱなし」と呼ばれるミーティングを行っています。

ひとりずつ、本日起きたことや自分が考えていることについて語っていきます。

その話を聞いているほかのメンバーは、その話に関して自分の考えなどを話してはいけないルールになっています。

ただ自分の考えを聞いてもらうだけの会です。何の反応もありません。

しかし、自分の内にこもっている考えをみんなの前で話すことは、すごいストレス発散となり、彼らはそのストレス発散効果を利用してお酒をやめることを継続します。

わたしも、有料メルマガでは読者が少ないことをいいことにして、雑誌やテレビでは言えない過激な本音をオブラートに包まずに書いて、ストレス発散に使っています。

ブログなどで文章を書くことは、脳の活性化だけでなく、こういったストレス発散の効果もあり、精神衛生上も大変にいいのです。

もちろん書いたことを読み直し、「メタ認知」を働かせ、人生をよりよい方向に持っていく効果もあります。

文章を書き続けるということは、いいことばかりなのです。

文章は書けば書くほどうまくなります。

しかも書きなれてくると、書くことが速くなりますし、うまくもなってきます。

わたしは若い頃、フリーライターをやっていました。

もともと理系のわたしは、作文などは大の苦手でしたが、割のいいアルバイトとしてフリーライターをしていたのです。

取材をして原稿を書くと、最初は下手くそですから、編集者がいろいろと言ってきます。

「面白いのはここの部分だから、これをもっと膨らませて書いてくれ」

「〝たり〟があれば、次も〝たり〟。文法的にきちんとした文章が書けないとダメだよ」

言われたとおりに直したり、編集者が書き直してくれた文章を読んだりしているうちに、国語が苦手だったわたしも、しだいにツボがわかってきて、それなりの文章が書けるようになりました。

それにつれて編集者の注文も、直しもなくなってきました。

おかげで最初の著書も一週間ちょっとの正月休みの間に書くことができました。

どんな経験も蓄積になっています。

さらに、この本の対象読者のように、ある程度の年齢になった人が文章を書く場合、20代、30代の成熟度がまだ低い時期と比較すると、重ねてきた年月が知識を増やしています。大人の判断力もついて、気がつけば文章を書くときの大きな武器になっています。

この本の編集者は20代にアルコール依存症にかかり、お酒を飲んでボーッとしていることが多かったそうです。

彼が友人の作家に「20代は本も読まずにお酒で潰しちゃったな」とぼやいたところ、作家は「そんなことはない。本を読まなくても毎日生活して、いろんなことを見聞きしているだろう。それが大きな財産なんだ」と励ましてくれたそうです。

その作家も若い頃は睡眠薬を飲んで散歩するような日常を送っていましたが、それを断ち切ってからは凄まじい勢いで、本を書いています。

睡眠薬に浸っていた頃の生活も、はた目からはわかりませんが、彼の大きな蓄積になっていたのかもしれません。

40代になると知らないうちに文章力も表現力もついています。

書く内容だけでなく、文章力も年をとればその分、意識はしていなくてもレベルは上がっています。

長く生きていると、新聞やネット、街の看板まで、文字情報に触れる機会は幅広くあります。

会社で嫌々ながらでも書かされたビジネス文書の蓄積も、文章を書くための「経験」として役に立っています。

大人になって東大の入試問題の「現代国語」を読んでみると、若い頃に真剣に取り組んだときには難しくてまったく理解ができなかったのに、いつの間にか、すらすらと読めて

「なんだ、こんなものか」と思ったという人もいます。

もうひとつ、人生経験が増えると、たとえ話が作りやすくなります。

文章を書いていて、これだとわかりにくいな、と感じたときに、具体的な例を用いて説明をすると、非常に理解をしやすい内容になるケースがあるのです。

若い人と比べ、さまざまな体験を積んできた中年以降は、自分の話、友人の話……といろいろなエピソードを持っています。

こういったことも、人生経験を積んできた40歳以降の人たちが若い人たちよりも有利な条件です。

「アウトプット」をするために「インプット」をするのがお勧めです。

書くためには「調べたり」「勉強したり」ということも必要になってきます。

物知りだから本を書くという人もいますが、いずれネタは尽きてきます。

わたしは本を書くために勉強をしています。

一冊の本を書くためにいろいろなことを調べますし、そこから疑問も出てきますし、またそこから次に言いたいことも出てきて、それが新しい本のネタになります。

どんどんインプットをして、次々とアウトプットをしているのです。

先に説明しました「エビングハウスの忘却曲線」を思い出してください。

取り入れた知識をすぐに書くということは、早い時間に復習をするということであり、せっかく身につけた知識を長く保持するためには非常に有効なのです。

勉強した内容をすぐに「使う」ことにより、インプットの定着率を高めるだけでなく、アウトプットにより脳も活性化させることができていると考えています。

ちなみにわたしはいわゆる「速読」はしませんが、そのかわり、それぞれの本で、重要なところには付箋を貼り、そこだけ熟読する「一部熟読法」とでもいうような読書法を取っています。

せっかく読んだところは、講演や執筆に引用するなど使えるようにしたいからです。

そうすることによって知識として自分の中に定着させていくべきです。

文章の目的は「相手にわかってもらう」ことです。

ブログを書くといっても「何を」、「どう」書けばいいのでしょうか？

まずは「どう」の方からお話をしましょう。

ひと口に文章といっても、この世の中には数え切れないほどの種類やテーマがあります。

フィクションからノンフィクション、エッセイ、企画書、メールのビジネス文章、手紙、ハガキ、広告の文章……。

文章の目的はさまざまですが、それら全部の目的は同じです。

それは、読み手に内容を伝える、わかってもらうということです。

そのためには「読みやすくてわかりやすい」文章を書く必要があります。

インテリぶった日本人がよく書くような難しい言葉を使った、理解不能な文章など、もってのほかです。

リズムがあり、言葉遣いや表現が、読み手に気持ちがいい文章を書くことが必要です。

何度も書いて読み直しをしている間にわかってきますが、くどくなく、説明不足でもない文章が大事です。

メールや企画書なども、前に書きましたように、読む相手を十分に意識して、よりよいもの、より内容が的確に伝わるものを目指さないと、上達しません。

ブログはたとえ2、3人の愛読者でも励みになります。

「何を」に関しては、「とっておきの題材があるから、小説を書いてやろう」と思われる方は小説を書かれればいいのですが、そうでない人は、高い山に登る前に散歩で足慣らしをするように、毎日のメールや企画書、あるいはブログで工夫した内容を書くことをお勧めします。

双子の娘さんのお母さんのように、2、3人でも愛読者ができますと、人とのつながりができます。

一度も会ったことがなくても、友人のように感じます。

さらに日常生活とは別の関係ですので、リアルな世界の友人に話せないことも伝えることができます。

その新しいつながりが脳を活性化させるのです。

そのつながりから、もっと面白いものを書こうという緊張や張り切った気持ちが生まれ、丁寧で表現力のある文章を作る意欲もつくり出します。

頭を鍛えるための文章を書くためのコツとしてわたしは、「反論を想定して書く」「スキーマーに依存しない」「二分割思考をやめる」と書きました。

ブログといっているのはそのためで、ツイッターは１４０文字という文字制限がありますので、脳のトレーニングという観点からはお勧めしません。

脳を鍛えるためには、ある程度の長さが必要なのです。

本屋は莫大な量のあるカタログ集で、〝今〟がわかる場所です。

では「何を」書くか？　です。

この本の冒頭で紹介しました50歳ぐらいからメキメキと能力を発揮し始めたライターや編集者たちは、世の中に認められる以前にほそぼそながら文章を書いていました。

日常的に「書くためのネタ」を収集していました。

しかし、これから文章を書こうというあなたにはまだその準備はできてはいないと思います。

そういうとき、わたしは街の本屋に行くことをお勧めします。

本のすごいところは、中身を全部見て、よければ買ってくれというシステムになっていることです。

食品などは試食もありますが、たまにで、その多くは食べてみないとわかりません。

電気製品なども使ってみないと、実際に今まで使っていたものと比較して便利かどうかはわかりません。

本は、そういった商品とは異なり、本屋で読もうと思えば最初のページから最後のページまで全部を読むことができるのです。

「なにかおもしろい本はないか？」とアンテナを立てて、中身を見ながら歩くと、さまざまな本が引っかかってきます。

売れている本は売れているコーナーに置かれていますし、売りたい本は関連の本と一緒に並べられています。もちろん最新の本は新刊コーナーに置かれています。

ベストセラーの本を見て回るだけで、あなたには今の流行がインプットされていきます。

たとえば、この本『高齢になっても脳の健康を保つ特効薬』を手にすれば、わたしのほかの本にも目が行くかもしれませんし、さらに心理学の別の本を見て回りたくなるかもしれません。

そこから関心は「医療」に向かうかもしれませんし、まったく別の「文学」の棚に移動して、さまざまな「文章読本」を見たくなるかもしれません。

ネットだけでなく、アナログでも情報を集めましょう。

このように書店はあらゆる今の情報が整理して置かれた壮大なカタログでもあり、行くだけで大量のインプットを得ることができる非常に有益な場所なのです。

インターネットでの情報収集も貴重です。

しかし、書店でのアナログ的なインプットはあなたの視野を広げることにおおいに役立つと思います。

ほかにアナログといえば新聞です。

そこには基本的に「昨日《きのう》」起きた出来事が並んでいます。

興味がある記事を読むと、その隣に普段なら絶対に見ないような記事があり、偶然目のなかに入ってきます。

それが面白かったりします。

検索をして探すネットとは異なり、関心も抱いてなかった記事のなかに、自分が思いつかないような事件が起こっていたり、考えもしないような人間がいたりもするのです。

荒井晴彦さんは『Ｗの悲劇』（監督＝澤井信一郎・１９８４年）『大鹿村騒動記』（監督＝阪本順治・２０１１年）『共食い』（監督＝青山真治・２０１４年）でキネマ旬報脚本賞を獲り、『この国の空』（監督＝荒井晴彦・２０１６年）で読売文学賞戯曲・シナリオ賞を受賞した脚本家です。

彼は毎日、新聞の切り抜きをしているそうです。

読んで切り抜くために新聞を見ることで、面白い記事がアンテナに引っかかり、さらに脚本を書くときに、そのなかから役立つ記事を探しているそうです。

こうした毎日の積み重ねが、彼の素晴らしい脚本の源泉になっていると考えられます。

読んだ人が覚えているのは面白かった記事だけです。

何でもいいのです。

食べた料理や読んだ本、見た映画……。

それらについてブログに書いていけば読む人が２人から３人になり、10人になります。

その人たちがなにか反応をしてきますから、それがやる気のもとになります。

読者数なんて気にしないで、書き続ければ固定ファンが増えてきます。

１００人になり、３００人になり、人気が出て３０００人になれば、出版社に持っていけば出版されるかもしれません。

いつかは話題になると信じて書くのです。

１年で、などと考えないで、10年かかっても20年かかっても、という気持ちでやったほうがいいのです。

毎日、福引きのガラガラを引いているつもりで書けばいいと思います。

書くことに、ネットにあげることにビビらないことです。

そこを越えられれば、もうその時点で人生が変わったと思って間違いありません。

「こんなくだらないこと、誰も読んでくれない」と思ってはいけません。

何かの拍子に人気が出るかもしれません。

テリー伊藤さんが言われていました。

「わたしも『天才・たけしの元気が出るテレビ!!』（日本テレビ）『ねるとん紅鯨団』（関西テレビ）『浅草橋ヤング洋品店』（テレビ東京）などをつくったヒットメーカーだと言われていますが、本当はこけた企画も死ぬほどあります。でも、みんな当たらなかった番組についてはなにも言わない。みんなが覚えているのはヒットした番組だけなんです」と。

たまにでも面白い内容があれば、読むほうはその良かった記事だけを記憶していて、読み続けてくれるものなのです。

だから自分で「これはつまらない」とは考えずに、好きなことを書くべきです。

ただし、反論を考えながら。

話題にならなくてもアフィリエイトの広告などで、お小遣い程度の副収入を得ることができる可能性もあります。

こうしてインプットをした情報をアウトプットして文章にする。

これはすごく楽しいことです。

しかしそれでもまだ何をかけばいいのかわからない、というような人には朝日新聞の『天声人語』などを書き写すことをお勧めします。

名文に触れ、それを書き写すことで覚えていくと、必ずほかの人より文章は上手になっていきます。

日記もいいと思います。

嫌な思いをしたことを書いてストレスを発散してもいいですし、これからのことを前向きに書いて、毎日新しい希望を養ってもいいと思います。

日記をペンネームで、自分であるとは誰にもわからないようにネットにアップするのも面白いと思います。

一日に、ほんの3、4行でも、その日に食べたもの、感じたことなどを書くだけでも、たとえ読者が現れなかったとしても、2年、3年と続けてあとで読み直したときに、「3年前はこんなことを考えていたんだ」と思い出すことができ、そのこと自体も前頭葉を刺激するトレーニングとなります。

楽しみながら書けば、幸せ物質・ドーパミンが分泌されます。

楽しんで書けば文章は上達し、メタ認知も働き、人生も前進していきます。

楽しみながら書くことで、この本でもたびたび触れていますセロトニンと並んで「幸せ物質」と呼ばれている「ドーパミン」が分泌されます。

喜びが倍増し、脳が活性化して、あなたの寿命も伸ばします。

まず、少し書いてみる。

読み返す。

面白いと思う。

ここまでで達成感があり、ドーパミンが分泌されています。

続きを書く。

ますます面白いと思う。

続々とドーパミンが分泌されています。

この繰り返しで、書くことが心から楽しいと思えるようになってくるでしょう。

こうして書き上げた文章をそのままブログにアップしてもいいでしょうが、その前に奥さんや友人などの知り合いに読んでもらったり、話をして聞いてもらったりするのもいいかもしれません。

ほかの人の客観的な意見を聞くこともできますし、話をすることで、あなたも考えをふくらませることができるからです。

書いたものを声に出して読み上げることもあなたにプラスになります。

読んでみて引っかかる部分は、「わかりにくい」か「文章としてこなれていない」ところのはずです。

声を出して読むことは、脳のトレーニングにもなります。

長い文章や力を込めて書いた文章はそのまま寝かせておいて2、3日後に読み返すことをお勧めします。

一度頭を冷やしてから読み返すと、前には思いつかなかったような反省点がみつかり、そこからアイディアがひらめくことが多いからです。

酷評に発奮をすると脳を鍛えることができます。

小説や脚本の自信作ができたら、コンクールなどに応募してみるのもいいかもしれません。

世の中には星の数ほどの文章のコンクールがあり、ネットにも情報がありますし、専門の雑誌にも応募要項が掲載されています。

しかしここで肝心なことは、運良く入賞すれば素晴らしいことですが、入賞しなくてもがっかりしないことです。

目的はあくまで「脳の老化を防ぐこと」であり、書くことは「楽しみのひとつ」なのです。

コンクールの締切りをにらんで書くことは励みになります。

一次選考を通過したり、何度も応募して二次選考までいったりすることも、やる気を起こさせます。

「プロ」を意識するのは、最終選考に入ったり、入選したりしてからでも遅くはありません。場合によっては選考結果の報告をするページで、プロからの厳しい批評があることもあります。

だいたい「酷評」です。落ち込んではいけません。

それを受け入れることはあなたの脳にとっては歓迎すべきことなのです。

本書の冒頭にも登場していただいた作家の辻堂魁さんは、「最初は編集者が言うとおりに全部書き直していた」とおっしゃっていました。

『極道の妻たちシリーズ』で有名な脚本家の高田宏治さんは、「監督やプロデューサーの意見を聞いて書き直して、5稿目ぐらいから映画に近い感じになってくる。たとえ、わたしが〝これはちょっと違うな〟と考える意見が監督から出たとしても、試しに一回はそのとおりに書いてみる」とおっしゃっていました。

手書きの頃は直した原稿用紙を積み重ねると、腰ぐらいまでの高さがあったそうです。

高田さんのようなプロでもこれだけの書き直しをして、映画の脚本を仕上げているのです。

家田荘子さんの書かれた原作『極道の妻たち』（文春文庫）はタイトルどおり、極道の妻たちの苦労話集です。

それを高田さんは見事に映画的に変えて、観客がスカッとする娯楽映画にしました。

これは、他人の意見を受け入れて書き直し続けている高田さんの柔らかな脳だからこそできた改変でした。

ちなみに高田さんは現在85歳。

２０１６年には歴史小説『ひどらんげあ おたくさ』（アスペクト）を出版され、現在も小説を書かれています。

酷評を受けて発奮をすることとは、脳が刺激を受けることとです。

ダメだったときに発奮できたり、次のことにチャレンジできたりすることが、脳の若さを保つポイントなのです。

耳障りのいいことばかりを聞いていると、脳は怠け始めるのです。

子どもだって親にいろいろと言われて成長をしているのに、大人が耳の痛い話を聞こうとしないで、どうするのかとわたしは考えます。

インスタに写真をあげて、「いいね」がいくつになったと最近の若い人は喜んでいます。自分の考えを文章にもせずに、自分の思っていること自体も押し殺してウケだけを狙っています。

これでは脳は退化するばかりです。

それよりもラーメンならラーメンが、いかにうまかったかを文章にすることが大切です。

「この絶妙な魚介類の和風だしに、この鶏ガラのエキスを配合させたスープと、しょうゆだけでなく味噌をほんのり乗せた味付けは絶品だ。このブレンドの配合は誰が考えたのか？」とか「うまいスープの店はいくらでもあるが、この店は麺がすごい。舌に乗った途端にぬめっとして」とか、自分で考えた文章で書く。

このことがあなたの人生を前向きにして、しかも脳を鍛え上げていくのです。

第5章

脳を鍛える文章を書くためのヒント

大学入試の小論文の型を借りて、さまざまな問題について書きましょう。

日本人には読書家はたくさんいますけれども、書くことには慣れていない人が多いように感じます。

この本を読んでも、なにを書くかやどう書くかで考え込んでしまう人もいらっしゃるでしょう。

そういった人は、最初は型を決めて書くのがいいと思います。

大学入試の小論文でよくある型に、問いかけがあり、自分なりの結論を書き、その理由を3つ述べるというものがあります。

「なんだ。大学入試の問題で練習か」とバカにしないでください。

たとえば、名古屋学院大学・外国語学部の入試問題に次のような設問がありました。

「あなたの友人で、日本国内で英語の勉強は十分できるので特に留学する必要はないと考えている人がいます。しかし、あなたは留学が必要だと考えています。その友人に、留学の必要性・重要性を説明してあげてください」

まず①「留学は必要か？」という「問いかけ」があります。

この問題の場合はすでに②結論は用意されていて、「必要」となっています。

そしてポイントは次の③「それはなぜか？」つまり「根拠」です。

この〝③根拠〟が3つぐらいあると、その文章は非常に説得力のあるものになります。

たとえば、①語学だけでなく、自分の知見が広がる②日本とは違う社会の習慣やシステムを経験できる③日本国内では得られない人脈をつくることができる……。

そのほかにもいろいろな根拠を考えることができますが、とりあえず3つあれば文章の形になります。

これは大学入試の問題ですから、学生に合わせた内容です。

しかし、あなたの場合は社会人ですから、たとえば「消費税アップに賛成か反対か」「韓国に対しては強気に出たほうがいいのか、それとも円満に友好関係を深めたほうがいいのか」「日米安保同盟に賛成か、反対か」「日本が独自の軍事力を持つことに賛成か、反対か」など社会的な問題を設問にすれば、大人のブログとしても恥ずかしくないものになります。

いつも硬いテーマばかりですと、書きづらかったり、読む方も身構えたりしてしまいますので、ときには「タバコは吸うべきか、吸うべきでないか」「若いときに結婚をしたほうがいいか、年をとってから結婚をしたほうがいいか」など、柔らかいテーマにするのもひとつのアイディアだと考えます。

根拠に詰まったら、そこがこの文章のおもしろいところです。

どんな設問にもあなた自身の答えがあり、その根拠もひとつ目、ふたつ目はすぐに考えることができますが、3つ目になるとなかなか思いつかなくなってくる場合もあります。

しかしながら、この3つ目を考えることがトレーニングでもあり、文章の質も上がってくるところなのです。

わたしは映画監督もしていますから、映画の脚本を書いたりもします。話に詰まるケースもあります。

しかし、そこが映画の見せ場になるのです。

主人公がにっちもさっちもいかなくなる。

観客は主人公に感情移入をしていますので、主人公はどうするのかをハラハラ・ドキドキしながら見ています。

そこであっと驚くような解決方法を示すと、観ている側の度肝を抜き、映画として面白いものになるのです。

こういったブログでも同じです。

3つ目で、「そんな考え方があったのか!」と読む側を驚かせるような内容があれば、非常に素晴らしい文章となります。

そこまでいかなくても3つもあげればテレビのコメンテーターなどよりもレベルが上です。彼らは時間の制約もあるのでしょうが、よくてふたつくらいしかあげないのですから。

とりあえずはこの形式で100個ぐらい文章を作れば、もう書くことに対する抵抗はなくなってきます。

もちろんこれもブログにアップして下さい。

面白いヤツがいるな、と読んでくれる人が現れるかもしれません。

世の中にはどんなチャンスが待っているか、誰にもわからないのです。

自分の仕事の話は知らない人を惹きつける魅力でいっぱいです。

ネタに困るということはありません。

たとえば灘高の同窓会に行くと、わたしとか亡くなったコメンテーターの勝谷誠彦さんなどは、テレビに出演していたり、マスコミ的な有名人だったりしますから、みんなが話を聞きに集まってきます。

わたしも、勝谷さんも、テレビは言えない話みたいなものがあるので、みんなが聞きたがるのです。

しかし、ふたりの話ばかりが面白いわけではありません。

たとえば、小説家にも銀行員だった人が何人もいます。『半沢直樹シリーズ』（文春文庫）を書いた池井戸潤さんや『小説 金融庁』（講談社文庫）の江上剛さんなどです。

彼らは銀行員だった経験を活かし、大ヒット小説を書いています。

それほど金融の世界は外から見ると興味津々なのです。

外食産業も、普通の人は詳しく知らないので、本人たちが「当たり前」と感じていることが面白かったりもします。

「どういうふうに仕入れているのか？」とか「実はこんなセントラルキッチンでやっている」、「値付けはこんなふうに決まる」、あるいは「味見会はこんなふうにやっている」とか……。

面白そうな話はいくらでも浮かびます。

知らない世界のうんちくは、人を惹きつけます。

そこに目を付けて映画にしたのが伊丹十三さんです。

スーパーに勤めていてその裏話を書いても読者は喜びますし、弁当屋の内緒話も興味深く読んでもらえます。

葬式屋の裏話はわたしも知りたいと思います。

清掃業者に勤めている人もさまざまなビルの清掃をして、「このビルはこんなふうに汚い」とか「表はこうだったけれども裏は実はこうだった」、「こういう業種にはこういったゴミが多い」とか……考えればいくらでもユニークなエピソードがあります。

自分たちにとっては当然のことでも、ほかの人から見たら興味をそそる話ばかりです。

守秘義務がある場合にはポイントは外さずに改変して書けばいいと思います。

わたしたち精神科医は、典型的な守秘義務のある職業ですから、職業的な経験を書く際には、いつも大幅改変をして文章にしています。

ブログは自分の得意分野で勝負をしましょう。

ネタとして職業の話を勧めているのは、それがあなたのよく知っていること、得意分野だからです。

たとえば料理評論家の山本益博さんはもともと、早稲田大学の落語研究会に所属していて、落語評論からスタートしました。

落語家さんたちと行く店は高い店ばかり。

そこで和食の文化を知り、お店のなかには、高級店なのに料理の味はよくない店もたくさんあることに気がついて、辛口の料理評論家になりました。

それが人気となり、今は料理を褒めるタイプの評論家をされています。

山本さんは落語が得意分野でしたが、そのうちに高級和食店も得意になり、料理評論家として成功をしたのです。

得意分野を増やしていったのです。

さらに言えば、自分の嗜好に合わせたほうがいいものができます。

たとえば、映画評論には３つのタイプがあって、どんな映画も正直に書くというタイプもあれば、つまらなかった映画は書かず、褒めるのみという人もいます。

あるいは、酷評しかしないというタイプもあります。

わたしは他人の粗《あら》を見つけるのが好きだという人は辛口で書けばいいし、人の上手なところを見つけるのがうまいというタイプは、褒める評論でいけばいいのです。

自分の得意な方向性で書くのが一番です。

自分に自信が持てないのであれば、「なりたい自分」を書けばいいのです。

「でも、俺はつまらない人間だよ。得意分野なんてないよ」

とわたしの助言を受け入れられない人もいらっしゃると思います。

『感情的にならない本』は48万部売ったベストセラーです。

ケーキのパティシエとして有名な鎧塚俊彦さんはこの本を読まれて「和田さんはいつもええことを書いているのに、本当はあきまへんな」ときついことをおっしゃいました。

実はわたしは、かなり感情的で、わりとすぐにカッとなったり怒ったりします（笑）。

しかし本には、なりたい自分を書きました。

自分はこんなに立派な人間だと、自慢話を書いても、それも面白いかもしれませんが、そんな立派な人はなかなかいませんので、なりたい自分を文章にすればいいのです。

わたしの本にも、「わたしはこうやって感情的な人間じゃなくなりました」とはどこにも書いていません。

こうしたらたぶん、感情的にならないですむ、という自分に対する戒めで書いたのです。なりたい自分を書けば、それに自分のどこが当てはまっていないのか、メタ認知を働かせ、自分をより良い方向へ向けるきっかけにもなります。

樋口裕一さんは小論文の神様みたいな人です。

文章が非常に達者で書き方の本に関しての著書がたくさんあります。

ところが一番売れたのは『頭がいい人、悪い人の話し方』（ＰＨＰ新書）で、２６０万部です。

得意の文章の本よりもよりも話し方の本のほうがヒットしました。

樋口さんは書く能力に関しては尊敬すべきレベルですが、話すのはそれほど上手じゃありません。

恐らくはわたしと同じで、自分の理想像を本にされたのでしょう。

それが彼と同じように話が上手ではない人たちの琴線に触れ、大ベストセラーとなったのです。

自分に自信が持てないのであれば、わたしや樋口さんのように「なりたい自分」を書けばいいのです。

「それでも……」

と言う人には、辛酸なめ子さんの話をします。

辛酸さんは、中高は女子学院という東大に合格する女子の数が全国で2番目か3番目に多い超有名進学校で過ごしましたが、入学したのは武蔵野美大の短大です。

しかも容姿にも自信がなく、性格も暗い女性でした。

そのために本当に辛酸を舐めてきましたが、彼女は、そのことを武器にして、そんなダメな自分について、突き放してユーモラスに描き、自虐ネタで人気を得ました。

文筆業はテレビの芸人のようにみんなに受ける必要はありません。

３０００部確実に売れればいくらでも注文は来ます。

当たり外れがない分、マニアックなファンを持っている人のほうが強いのです。

大事なことは、すぐに人気が出たりすることを考えないことです。

売れるように媚を売ってつくったものは、結局空振りをするケースが多いのです。

自分で考えたことを妥協しないで書くことです。

しかも、書くことは健康に、脳にいいと信じて行うことです。

たとえば、菜食主義はわたしなどに言わせれば、栄養が偏って不健康極まりない考え方なのですが、その菜食主義でさえ、「健康的」と信じて貫くと、ＮＫ細胞が刺激され、体にプラスに働くとされています。

暴論の本も積極的に読んで頭を柔らかくしましょう。

もうひとつ書いておきたいのは、常に頭を柔軟にするトレーニングを積むことです。

極論、暴論の本を読むのもお勧めです。

右翼でも左翼でも、極論や暴論を言う人はいっぱいいます。

たとえば南京大虐殺はなかったとか、あるいは100万人死んでいるとか、いろいろなことを書いている人はたくさんいます。

しかし彼らも文章にする以上、理屈をつけてきます。

それらを読むと、脳が刺激されて、物の見方を変えることができます。

こういう見方もできる、ああいう見方もできる。

暴論だと否定するのではなく、そういう考え方もあると言下に否定しないことで、思考の幅を広げることができます。

それがユニークな文章を書いていくうえで、脳を刺激するうえで、大変に役に立つのです。

それだけではありません。

頭を柔らかくして、世のなかの出来事にはさまざまな見方ができるというスタンスでいれば、話をしていて相手に議論を吹っかけられても、「あなたのおっしゃることも正しいかもしれませんね」と受け入れることで、無用の争いを避けることもできます。

自分の説を主張したいときには「しかしわたしの説も間違っているとは限りません。証明はされていませんけれども」と返すこともできます。

それからもうひとつ大切なことがあります。

頭を柔軟にするための秘訣は、つまらないプライドを持たずに、自分が知らないことや知りたいことがあれば、遠慮なく周りの人に質問をすることです。

80歳を過ぎた松下幸之助が若い技術者の開発プランを聞いて、会議で質問をしましたが、いまひとつ、納得ができませんでした。

そのあと幸之助は大学の研究者に質問をして基礎的な知識を身につけ、次の会議であらためてその技術者に徹底的に疑問点を問いただしました。

幸之助の成功は、彼のこうした性格に負うところも多いと思います。

妙なプライドで知ったかぶりをすることは、なんの得にもなりません。

年齢や権威とは無関係に、誰にでも得意な分野、不得意な分野があるのですから、知らないことに関しては、子どものように質問をして、疑問を解決するべきなのです。

「聞くは一時の恥、聞かぬは一生の恥」

ということわざは、一生役に立つ名言なのです。

書く場合は必ず章立てを考えてから書きましょう。

書くときにはあらかじめ、構成という大げさですが、章立て、目次を考えてから始めるほうがいいものができます。

本書であれば、
●第1章　50歳で脳が開花する人と退化する人
●第2章　脳は足腰よりも先に退化する
●第3章　脳を鍛えるのに最も有効なのは文章を書くこと
●第4章　文章を書き、うまくなると人生が変わる
●第5章　脳を鍛える文章を書くためのヒント

●第6章　脳も体も健康で長生きをするためにとなります。

章のタイトルが決まると書く話も決まります。

第1章は、50歳で脳が開花する人と退化する人がいる話。

第2章は、脳が退化することについての少し医学的な話。

第3章は、脳を退化させず、開花させるためには文章を書くことが有効だという話。

第4章は、文章が上手になれば、脳を開花させるだけでなく、人生にとってさまざまなプラスがある話。

第5章は、タイトルどおり、文章を書くうえでのヒントになる話。

第6章は、この本は文章だけの本ではありませんので、文章以外も含めて健康で幸せで長生きができる生活についてや50代、60代の人たちに贈る応援歌です。

ここまで決めてしまえば、あとは肉付けをするだけです。

反論も考え、さらに読者にわかりやすく説明するための例をあげていきながら説明をしていきます。

本書のエピソードにたびたび登場していただいている新藤兼人さんは、

「脚本はたい焼きだ」

という名言を残されています。

頭とお腹としっぽがあり、お腹にいっぱいあんこが詰まっている方が美味しいということです。

「起承転結」「序破急」など、構成の立て方にはいろいろなセオリーがありますが、超ベテラン脚本家である新藤さんの説明は実にわかりやすい。

脚本も長い文章も、短い文章もたい焼きです。

はじめがあって、真ん中があって、終りがある。

この三段構成で、真ん中に面白い話がたくさん詰まっているのがいい文章なのです。

ちなみに本書では第1章と第2章が頭、第3章、第4章、第5章が、お腹、第6章がしっぽのつもりで書きました。

第6章

脳も体も健康で長生きをするために

世の中には40歳、50歳から人生を大きく切り開いた人はいっぱいいます。

40歳を過ぎると、「俺の人生も見えてきたな」とか「人生の折り返し地点に来た」などという人もいます。

しかし、それは大きな間違いです。

世の中には40歳、50歳から人生を大きく切り開いた人はいっぱいいます。

冒頭に書いた作家の人たちも50歳から花開いてきました。

江戸中期の測量家・伊能忠敬は、日本全国を足で歩き、「日本地図」を初めて完成させた人です。

彼が、11歳年下の幕府天文方・高橋至時に入門したのは、51歳のときでした。

千葉・佐原の名主の家督を長男に譲り、いわば定年後のミッションとして、日本地図の作成に挑んだのです。

以後、10次にわたって日本全国を自分の足で歩いて測量し、「大日本沿海輿地全図」の完成間近、74歳で亡くなり、一年後、弟子が完成させました。

１９７９年に１０７歳で亡くなった木彫家で文化勲章受章者の平櫛田中《ひらくしでんちゅう》もすごい人です。

彼が亡くなったとき、倉庫には、あと30年分の木彫の材料があったそうです。

彼は何歳までつくるつもりでいたのでしょうか？

黒田夏子さんは小説『ａｂさんご』で２０１３年・上半期の芥川賞を獲りました。

彼女が受賞したのは75歳のときでした。

20代に小説を書いていましたが、その後は筆を折り、事務員やフリーの校正者などの仕事をして、再び筆をとったのは２０１２年に書いた受賞作のときだということです。

葛飾北斎は、ひたすら絵の修業を続け、この名前で自作を発表したのが47歳です。

代表作『富嶽三十六景』を出版したのが70歳をすぎてから。

90歳で亡くなるときは、「天があと10年、いや5年、命を永らえさせてくれたら、わたしは正真の画工になれたのに」と言い残しました。

凄まじい向上心です。

土居健郎先生には「人間、死んでからだよ」と言われました。

わたしが座右の名にしている言葉があります。

アメリカ留学後にわたしに精神分析治療をしてくださり、大変にお世話になった『「甘え」の構造』(〔増補普及版〕・弘文堂) の著者の土居健郎先生のひと言です。

先生の晩年、わたしが自分の本が売れないとか、思ったように仕事ができないとかというふうな愚痴をこぼしていたら、先生はおっしゃいました。

「まあまあ和田君。人間、死んでからだよ」。

恐らく、80歳を過ぎておられた土居先生には、今、自分の本が売れるかどうかよりも、死んでからも自分の本が読まれるかどうかの方が大事だったのだろうと思います。

現在のわたしはこの言葉をかみしめて、同じような考えで生きています。

たとえば47歳で念願の映画監督になりました。

いつかは大手から仕事を依頼される監督になりたいと思っています。

しかし、そうなれなくても、撮った作品は残ります。

小栗康平監督の『泥の河』（１９８１年）の製作費を出資した木村元保さんは普段は鉄工所の経営をされていました。

小栗監督と木村さんは原作者の宮本輝さんの家へ原作権の交渉に行きました。

ふたりともお世辞にも金持ちそうには見えなかったそうです。

宮本さんは「この小説は地味な話ですから、映画にしても当たらないのではありませんか？」と訊かれたそうです。

そのときに木村さんは「儲からなくても、創っておけば映画は残りますから」と答えたそうです。

映画『泥の河』は見事その年のキネマ旬報のベスト・ワンとなり、国内の映画賞を総ナメにしただけでなく、モスクワ国際映画祭銀賞を受賞し、アカデミー賞外国語映画部門にもノミネートされて〝残る〟映画となりました。

わたしも同じ気持ちです。

わたしの書いた本や、監督した映画が死んだあとも残ってくれればと思っています。

死んだあと思いもよらないところで文章が評価される場合もあります。

財産は残そうとは考えていません。

たとえば100億円を残したとしても、バカ息子がいたり、会社が乗っ取られたりして、死後50年後、100年後にそれが残っているという保証はありません。

資本主義の世の中で未来永劫、財産を維持していくことは大変に困難です。

ただ、映画であれ、本であれ、いいものを創っておけば、それらは見られ続け、読まれ続けます。

500年前に書かれた本でも、いいものは今も読まれ続けています。

『論語』も『徒然草』も文章は残り、現在も読まれ続けています。

神坂次郎さんが書かれた『元禄御畳奉行の日記』（中公文庫）は１９８４年に中公新書で発売され、新書では珍しいベストセラーとなりました。

この本のもとは元禄時代の酒好きで女好きな下級武士・朝日文左衛門重章《しげあき》が書いた日記です。

約27年にわたって書かれた40冊弱の膨大な日記で、当時の生活が非常によくわかる資料として一級品の文献です。

朝日文左衛門重章もこの日記が昭和の終わりにベスト・セラーとして多くの人に読まれるとは想像もしなかったでしょう。

しかし新書が売れたために横山光輝さんが漫画にし、ＮＨＫでドキュメントになり、実現はしませんでしたが、松竹で映画化の予定もありました。

朝日文左衛門重章の名前は後世に残ったのです。

テレビのドキュメントを観ますと、昔の人の日記が発見されたために、歴史が変わったという話はしょっちゅう出てきます。

また、普通のおばあさんに太平洋戦争に関してインタビューをする番組がありました。

おばあさんは、「お国は日本が勝っていると言っていたけれども、本当は負けているんじゃないかと近所のみんなで話していました。だって、出征して行った人たちがほとんど死んで帰って来るんだもの。勝っていれば、そんなに死んだりしないはずだもの」と答えていました。

この本の編集者も同じ番組を観ていました。

彼は、この番組を観るまでは、庶民は国に騙されて、日本が勝っていると思い込んでいたと考えていましたから、この実感に満ちた、正直で納得のいく証言に驚いていました。

普通の人が飾らないで話した言葉がときには人の心を大きく打つこともあるのです。

あなたの書いた文章が知らないところで人を助けていることもあります。

現代はネットの時代です。

あなたが書いたものは、あなたが死んだあともインターネットの空間に残ります。

あなたが亡くなったあとも読まれて、それが歴史を変えるような内容ではなくても、自殺を考えていた人がたまたま読んで、自殺を思いとどまったり、あるいは、あなたが勧めた本がヒントになって事業が成功したり、あなたの書いた文章がきっかけとなって彼女ができたり、素敵なことが起こる可能性もあります。

中曽根元総理は、96歳のときのインタビューで「未来についてどう考えますか？」と尋ねられ、「未来は考えないね。今を充実させることで精いっぱいだ。未来は神様が与えてくれる」と答えています。

スティーブ・ジョブズも、「未来を見て、点を結ぶことはできない。過去を振り返って点を結ぶだけだ。だから、いつかどうにかして点は結ばれると信じなければならない」と話しています。

今、たとえ失敗をしても前向きに一生懸命にやっていれば、そのマイナスが結ばれて未来のプラスになると信じて行動することが大切だと言っているのです。

この本のタイトルにある〝特効薬〟は文章を書くことではありません。

何事も決めつけないで、頭を柔らかくして、前向きに生きる精神です。

そのために最も有効な方法が〝文章を書くこと〟なのです。

書くことを趣味にすれば認知症になりにくいし、なっても進行が遅いのです。


わたしが文章を書くことを勧めているのにはもうひとつ大きなポイントがあります。

文章を書くことは、最も手軽な趣味です。

お金は一切かかりません。

いつからでも始められます。

趣味がない人は、定年後、頭を使わなくなりますから、認知症になるかどうかは別にして、ボケたようになりがちです。

しかも本書でも書きましたように、前頭葉が弱っていますから、意欲が衰えてしまって家族に「ボケないようにデイサービスに通《かよ》え」と言われても、行こうとしません。

そうなると本当に認知症になったり、なった際に速く進行する確率が高まってしまいます。

仮に将来、認知症になってしまっても、書くことであれ、ほかのことでも、趣味のある人は進行が遅いのです。

認知症になった人に対してわたしたち医者ができることは、脳を活性化させる薬を使って少しでも脳を動かせるようにすることと、デイサービスでも、買い物でも料理でもいいですから、頭を使わせることです。

このときにものを書く趣味があれば、それをやってもらえればいいのです。

認知症になってから趣味を見つけてもらうことは困難です。

40代、50代、60代の脳がまだボケる前から文章を書いていれば、それが本書でも書きましたように脳の老化予防になりますから、認知症にもなりにくいのです。

脳が衰えても、認知症の発症が遅くなります。

たとえ発症したとしても、その後の進行が遅くなる可能性も非常に高いのです。

もし2年間でも認知症が進行することを遅らせることができれば、人生のなかで認知症患者として過ごす期間を2年間減らすことができ、その分人生の質を長く維持することができます。

人生は年齢に関係なくチャレンジをしていくものです。

人生100年時代と言われています。

60代、70代でも、いろいろとチャレンジをするべきです。

わたしが『受験のシンデレラ』を監督したときにも、周りにいろいろなことを言われました。

「1億円もかけて失敗したら大変だよ」

「せっかく名前があるのに、変な映画を撮ったら台無しだよ」

けれどもわたしは撮りました。

製作費の元は取れませんでしたが、好評価もいただき、NHKBSでリメイクされてドラマにもなったりして、次の映画へとつながりました。

『私は絶対許さない』（２０１８年）は少女が輪姦される事件が起こり、彼女のその後のトラウマに満ちた人生を描いた映画です。

わたしはほぼ全編をこの少女の主観で撮りました。

このアイディアを出すと、プロデューサーもカメラマンも、「それじゃあ、映像がつながらないよ」と心配をしました。

けれどもわたしは、「とりあえずやってみましょう」と説得をして撮りました。少女の恐怖や、その後の不安定な気持ちを描くのには主観映像がぴったりだと思ったからです。

ほとんど全編主観映像の今までにない映画となりました。

おかげさまでノイダ国際映画祭の審査員特別賞、ニース国際映画祭外国映画脚本賞をいただきました。

せっかくの人生ですから、生まれてきて良かったと死にたいと思いませんか。

映画が好きですから、脚本家の話が多くなりましたが、最後にもうひとり、吉永小百合さん主演のNHKドラマ『夢千代日記』で有名な早坂暁さんの話を書きます。

彼は50歳のときに胆嚢がんと心筋梗塞で余命1年と診断されました。

50歳で死を宣告され、水族館へと行きました。

さまざまな生き物を見て、自分が人間という創作することができる生き物に生まれた幸せを噛み締めました。

たとえ、死んだとしても人間として生まれてきてよかったと思いました。

胆嚢がんは誤診でしたが、心筋梗塞は重症で大手術をしました。命は助かりましたが、心臓の半分は死んでしまいました。

その後、早坂さんは好きな題材の脚本のみを引き受け、傑作を書き続けました。

当時のインタビューに早坂さんは答えています。

「持ち物は巾着《きんちゃく》袋ひとつです。中には通帳と印鑑が入っています。前はふたつでしたが、心臓の大病をして少しでも軽くしようとひとつにしました（笑）」。

最後に最も書きたかった彼の義理の妹の話を『春子の人形』というドラマにしました。

その初稿をプロデューサーに喫茶店で渡し、外に出たところで倒れ、病院に運ばれましたが、腹部大動脈瘤破裂のために亡くなってしまいました。88歳でした。

しかしその脚本はもうひとりの脚本家の手により、仕上げをされてＮＨＫで『花へんろ特別編「春子の人形」』（２０１８年）として放映されました。

『花へんろ 特別編「春子の人形」』は物語が始まる前に、早坂さん役の俳優が登場し、「このドラマが放映される頃にはわたしはこの世にはいません」と視聴者に語りかけるところから始まります。

おそらく早坂さんは、体の不調と自分の年齢を考え、死を意識しながらこの物語を書いたのでしょう。

最初の死の宣告から38年間脚本を書き続け、最後に「書き残したい」と書いたものが死後ですが放映され、多くの人々を感動させました。

観た人々に原爆への憎しみ、戦争の悲惨さを伝えることができました。

最期の一瞬まで脳はクリアなままで、書きたいことを書き終えて亡くなりました。

本当に素晴らしい一生だったと思います。

本書では年をとってからも素晴らしい人生を切り開いたいろんな人の例をあげました。

有名な方ばかりですから「そんな偉い人にはなれないよ」とおっしゃるかもしれません。

しかし有名無名を問わず、満足のいく人生を送って亡くなっていく人はいっぱいいます。

せっかくの人生ですから、生まれてきて、生きてきて、良かったと言って死にたい。

あなたも最期にそのひと言を言える人になってください。

そのためには文章を書くことは大変に役に立つのです。

和田秀樹（わだひでき）

1985年東京大学医学部卒業。東京大学医学部附属病院精神神経科、老人科、精神内科にて研修。現在、国際医療福祉大学心理学科教授。川崎幸病院精神科顧問。一橋大学経済学部非常勤講師。和田秀樹こころと体のクリニック院長。

1987年の『受験は要領』がベストセラーになって以来、代表を務める緑鐵受験指導ゼミナールは毎年無名校から東大合格者を出す。主な著書に『「あれこれ考えて動けない」をやめる9つの習慣』『テレビの大罪』『感情的にならない本』『自分は自分、人は人』（新講社ワイド新書）、『受験は要領』などベストセラー多数あり。

ホームページ：www.hidekiwada.com

高齢になっても脳を健康に保つ特効薬

2020年2月10日　初版第1刷発行

著　者　　和田秀樹

発行人　　岩尾悟志
発行所　　株式会社かや書房
〒162-0805
東京都新宿区矢来町113　神楽坂升本ビル3F
電話　03-5225-3732（営業部）

印刷・製本　　中央精版印刷株式会社

ISBN978-4-906124-91-6